Mulheres Francesas Engordam.

E As Outras Também

Dr. Antonio Carlos do Nascimento

Mulheres Francesas Engordam.

E As Outras Também

Fatos, Curiosidades e Histórias Sobre Ganhar Peso e Emagrecer.

ideia e ação

Direitos em língua portuguesa para o Brasil:
Ideia & Ação - Tel. (11) 3873-2062
atendimento@matrixeditora.com.br
www.matrixeditora.com.br

Diretor editorial: Paulo Tadeu

Capa: Fernanda Guedes

Diagramação: Renata Senna

Revisão: Maria Aparecida Medeiros Lima
Adriana Parra

Dados Internacionais de Catalogação na Publicação (CIP)
SINDICATO NACIONAL DOS EDITORES DE LIVROS, RJ.

Nascimento, Antonio Carlos

Mulheres francesas engordam. E as outras também : fatos, curiosidades e histórias sobre ganhar peso e emagrecer / Antonio Carlos Nascimento. - São Paulo : Ideia & Ação, 2009.

1. Emagrecimento. 2. Hábitos alimentares. 3. Hábitos de saúde. 4. Qualidade de vida. I. Título.

09-2237. CDD: 613.25
CDU: 613.24

Aos meus pais, Severino e Raquel, pela existência (palavras jamais poderiam expressar minha gratidão).
Ao meu irmão Wilson, meu melhor amigo, pelo apoio.
Aos meus sobrinhos Zenon, Matheus e Luma, pelo carinho e pela motivação que só os jovens podem entregar.
À minha esposa, Maria Carolina, pelos seus olhos, pelo seu jeito, pelo seu amor (sem ela não quero existir).
À minha filha Isabella, pelo seu sorriso; eu sempre viverei para seu sorriso.

Introdução

Acordo cedo rotineiramente e mantenho o perfil madrugador nas viagens que faço. O resultado é que passo boa parte da manhã perambulando por lojas de vinhos e livrarias, enquanto espero esposa e filha despertarem para iniciarmos o dia. Era março de 2006, e eu peregrinava por uma das livrarias de Nova York. A localização de meu hotel me propõe a facilidade da Barnes & Nobles na 5ª Avenida, entre as ruas 45 e 46, e a ideia é flagrar lançamentos na área da saúde que ainda não estejam disponíveis em nossa língua. Eis que encontro *French Women Don't Get Fat.*

Instintivamente quase pulei para agarrar o livro, sem ao menos questionar o que poderia ser um título metafórico e sem sustentação dentro do texto. Naquela mesma noite, com boa parte do livro digerida, percebi que Mireille Guiliano* acreditava piamente no que escrevia: "As mulheres francesas não engordam".

Longe de ter a alma francesa de Mireille Guiliano, mas talvez mais pluralizado que ela em minhas observações quanto aos entretenimentos "enogastronômicos" franceses, italianos e ibéricos, não observei em minhas

* Mireille Guiliano é presidente e CEO (Chief Executive Officer) da Clicquot, em Nova York, e também é diretora da Champagne Veuve Clicquot, em Reims.

andanças, que ultrapassam muitas dezenas, nada que destoasse entre as francesas, italianas, belgas e tantas outras nacionalidades no Velho Mundo, no quesito peso corporal. Toda a Europa está ficando mais gorda. Para homens e mulheres, a vantagem francesa já passou. Os dados são tão incisivos que a Comissão Europeia declarou há pouco que "a obesidade é a maior ameaça à saúde que a União Europeia enfrentará no século XXI". Imagino que o título que caberia melhor ao gostoso livro de Madame Mireille Guiliano seria: "Por que as mulheres francesas não engordavam?".

Sou um apaixonado pelo mágico mundo dos vinhos, e é impossível ser apegado a tal gosto sem se deixar contagiar pela França, Itália, Espanha ou Portugal, ou por todos esses países. O arrebatamento que esse universo produziu em mim aconteceu na terra de Napoleão. Hoje isso é tão marcante que, por mais que eu migre às outras pátrias (onde tenho amigos e também enorme encanto), quero sempre voltar para dentro das fronteiras francesas. Pena que isso me deixe constantemente envolvido em grandes penduras. Coisas da vida.

A verdade é que o mundo francês onde Mireille viveu desde sua infância envolvida por suas convicções ficou lá atrás, como está em minha memória da infância a tão esperada garrafa de refrigerante servida no almoço de domingo. Aquela garrafa dominava a mesa, e eu e meu irmão não víamos a hora de entornar o delicioso líquido garganta abaixo. Era quase um culto. Industrializado, mesmo, só o borbulhante sonho de consumo de minha infância.

Agora americanizamos tudo, lotamos lanchonetes e elas às vezes são quase salas de estar de nossos filhos, que não raro vemos somente pela hora do almoço do domingo. Compramos congelados, e há quem ame os empanados de carne de frango processados, que às vezes se dão ao direito de passar por saudáveis por oferecer a opção do forno em vez da frigideira. O abrasileirado *hot-dog* agora se apresenta nas portas de escolas e faculdades, com apetrechos do tipo purê de batatas, carne moída, ervilhas e toda sorte de quinquilharias espremidas, para a salvação do jovem faminto que saiu direto do trabalho para a faculdade. Em uma conclusão honesta, nós não americanizamos a dieta, nós americanizamos (alguns preferem "ocidentalizamos") nossos sonhos, e seguimos o mesmo caminho dos filhos da América para conquistá-los.

Após a leitura do livro de Mireille Guiliano, eu me senti muito à vontade para, em relatos "mestiços", que misturam a história francesa e os encantos das várias regiões que tenho percorrido (algumas com muita frequência), contar histórias que podem acontecer em qualquer endereço deste enorme planeta do sistema solar, mas que ambientei** no país de Miterrand. Nesse meu universo paralelo, eu não conseguiria subtrair a relação histórico-cultural extraordinária entre a França e os vinhos, e muito menos conseguiria disfarçar minha paixão pelos dois.

Escrevo ainda fatos de caráter científico e outros que são mais ajustados à nossa brasileira verdade, às vezes triste, com uma mistura de vaidade, desconhecimento e prepotência, mas também acalentadora, por permitir que qualquer um possa informar a verdade "desinteressante" para muitos em um livro para todos. Divirta-se com a leitura.

** A crônica "A Glória de um Gordo" é a única ambientada fora da França.

Parte 1

Os fatos

A OBESIDADE E O ISOLAMENTO SOCIAL

Os seres humanos evoluíram em quase tudo, e até mesmo a capacidade de engordar foi resultado dessa evolução. Imaginemos, algumas centenas de anos atrás, os grandes períodos de escassez alimentar sem que nosso organismo fosse capaz de guardar energia em forma de gordura. Mas além dessa evolução, presente também em tantos outros animais, progredimos também em nossa capacidade de raciocínio: casamos para assegurar partilhas ou não temê-las, construímos moradias para não nos submetermos exclusivamente às cavernas, adotamos a agropecuária para abandonar o nomadismo... e chegaríamos nestas citações até os dias de hoje, quando já clonamos a nós mesmos.

Nada sobrevive muito tempo sem disciplina, e aí a hierarquia e a distribuição de tarefas são fundamentais, se a ideia é a sobrevivência em sociedade. Porém, instintivamente somos individualistas, determinamos comportamentos e praticamente ditamos regras para nos agradar, seja qual for nosso degrau dentro da sociedade a que pertencemos. Se nos aceitamos ou não com nossas convicções onde estamos é uma outra história.

Cabelo curto ou comprido, barba, cílios afinados ou grossos, unhas pintadas ou não, adornos como *piercings* (estes às vezes até na língua), anéis, brincos, tatuagens, roupas e calçados expressam muito claramente nosso comportamento. Podemos até não querer ser vistos como "descolados", mas dentro de um jeans surrado, de tênis e camiseta e com um *piercing* em local visível é melhor nos conformarmos com a tipificação. A tatuagem traz a ideia da autonomia, um meio de se estabelecer do lado contrário das regras, ou, de outro modo, pode refletir o desejo de fazer parte do grupo, de impressionar. Mas quando adentramos o pronto-socorro em uma emergência, o médico (que pode ser tatuado) nos coloca no grupo de risco das doenças infecto-contagiosas e toma cuidados adicionais para nos atender.

Em uma situação democrática podemos agir como quisermos. Convicções são determinantes do que seremos, e é importante que sejamos coerentes. Entretanto, nesse quesito comportamento, aparentemente nós, humanos, que já segregamos por cor ou raça – aliás, ainda o fazemos –, estamos também segregando por peso. Ser gordo não informa necessariamente um comportamento. Muita coisa pode estar envolvida, mas em especial é o nosso genoma, evoluído pelo tempo para nos capacitar à engorda, o ditador desse potencial que não nos interessa nem um pouco.

Mas segregamos. De regra o(a) obeso(a) não é a bola da vez na "azaração" noturna das baladas, nem mesmo por outro(a) gordinho(a); no mais das vezes não pensamos nele(a)s para cônjuges de nossos filhos, e os adoramos, mesmo, quando são engraçados. Na verdade, nem precisa ser tão pesado para ser excluído. Já estamos dispensando por barrigas e coxas em excesso. Aliado à maldita ideia de que tratamentos antiobesidade trazem tantos malefícios que devemos evitá-los, o obeso se torna recluso dele mesmo. Isolado e com o recurso da compulsão alimentar protegido pelo seu isolamento, caminha a passos largos na direção da depressão, da hipertensão, da diabetes e outras tantas doenças citadas neste livro.

Talvez entender o obeso em sua essência humana, resultante dessa tão citada evolução da espécie, seja o primeiro passo para um mundo mais magro. Paremos com o chavão de que é falta de força de vontade e a ideia de que "é só fechar a boca", como se lutar contra o instinto fosse assim algo tão simples. Atuemos com dedicação franciscana com nossas crianças, destituindo a televisão e as guloseimas como auxiliares de nossas deficiências na educação, para que lá na frente elas sejam vistas apenas por suas decisões: adornos, roupas e calçados e até pelo peso que desejem ter, e não por um peso que lhes permitimos por inocência e boa dose de irresponsabilidade.

A GENÉTICA E A OBESIDADE

Há milhares de anos, a sobrevivência requeria muito mais que organização pessoal quanto a gastos e ganhos; dependia da sazonalidade de produtos, fossem eles animais ou vegetais. Determinada fruta estava presente em certos locais e por um determinado período. Animais que serviam de alimento às vezes escasseavam ou desapareciam de determinado local. Tudo isso levava à constante necessidade de locomoção dos povos nômades primitivos, até que estes se estabeleceram em organizações fixas, hierarquizadas, produzindo seus próprios alimentos. As primeiras organizações desse tipo de que temos conhecimento são aquelas que surgiram entre os rios Tigre e Eufrates (Mesopotâmia) e às margens do rio Nilo (Egito). Ainda assim, os grandes períodos de escassez alimentar não deixaram de existir.

Ser gordo naqueles tempos era improvável, salvo no topo da pirâmide, mas a capacidade de engordar em tempos de fartura para resistir aos tempos de escassez era uma grande virtude. Daí vem o entendimento de que a capacidade de engordar da sociedade moderna pode mesmo ter origem no ganho adaptativo produzido pela seleção natural, considerando o fato de que magros tinham menor resistência a grandes períodos de escassez e gordos suportavam tais períodos graças aos grandes bolsões de gordura armazenados em seus corpos. A tal vantagem não existe mais na maior parte do planeta, e em países desenvolvidos ou emergentes a obesidade é um grave problema de saúde pública.

Admitindo o exposto, vivemos o resultado da transmissão genética dos potencialmente gordos ao longo do tempo e continuamos a transmitir tal "vantagem" a nossos filhos. Em verdade, o chamado "gordo genético" perfaz 20% a 30% da multidão de gordos mundo afora, os quais sofrem para se manter dentro de um peso aceitável, ou então admitem a obesidade. Porém, os outros 70% a 80% do "mar de gordos" espalhados pelo mundo possuem o potencial genético da engorda, que lhes impõe ganhos de peso variáveis, de acordo com a ingestão. Para esses indivíduos potencialmente gordos, é provável que existam gatilhos ditados pela genética, que podem ser disparados por vários fatores, entre eles o estresse, os distúrbios comportamentais, a exposição contínua a certos alimentos (aí entram as gorduras hidrogenadas e carboidratos dos *fast-foods*) e talvez a certos estados orgânicos como a gravidez. Evidentemente tudo isso é bastante piorado e amplificado pela inatividade física.

Os magros genéticos, ou seja, aqueles com perfil de magreza resistente, mesmo quando são afeitos a grande ingestão alimentar, são muito menos frequentes e causam admiração na multidão de aficionados do emagrecimento.

Em uma conclusão lúcida, podemos anotar que a obesidade é mesmo uma doença plurifatorial, em que 20% a 30 % dos obesos, mesmo em sociedades nas quais alimentos processados não estejam entre os preferidos, travarão uma luta incessante contra sua natureza genética para se estabelecerem em patamares aceitáveis de peso, seja por razões estéticas ou de saúde. Por outro lado, os outros 70% a 80% de obesos estabelecem uma relação evitável de causa-efeito entre genética e meio ambiente. Mas, na maioria das vezes, quando se estabelece determinada quantidade de massa gordurosa, a luta contra os quilos a mais será para sempre.

Existem ainda doenças que podem resultar em obesidade, tais como: hipotireoidismo, doença de Cushing, entre outras. Esqueçamos então a ideia de que a obesidade é uma simples questão matemática entre o que se ingere e o que se gasta. Ainda que isso seja verdade em uma avaliação simplista, outros fatores envolvidos no resultado dessa conta, incluindo o que não é absorvido e o que é armazenado, formam um emaranhado de possibilidades que, em sua tradução, geram um indivíduo gordo ou não.

Só é gordo quem quer

As cinco palavras do título deste capítulo sugerem que o obeso adquire essa condição por opção ou desleixo. Ledo engano. Se na década de 1960 os cientistas se preocupavam com a possibilidade da fome mundial, no ano 2009 o que vemos é um mundo que engorda vertiginosamente, contrariando o íntimo desejo da maioria dos obesos, que vive atormentada pelo cônjuge, patrão, amigos ou filhos por causa do seu peso. De forma inversa, quando decide emagrecer, tem de conviver com o velho chavão: "Feche a boca, faça exercícios e emagreça". Simples? Não. A logística do emagrecimento percorre outras veredas, ainda que um jovem, com a simples retirada de refrigerantes, doces e sanduíches, possa diminuir o seu peso de maneira significativa.

O sistema metabólico está sempre pronto a atingir o maior peso que aquele organismo alcançou, ou seja, se alcançamos 100 quilos, estaremos sempre com o tendencioso destino de manter 100 quilos, ainda que tenhamos conseguido chegar aos 60 quilos. Falando de outra maneira, todo sistema metabólico aguarda ansiosamente material para manter os 100 quilos e pouco importa se você diminuiu o peso com remédios, com exercícios, dieta ou com a soma de tudo isso. Não existe caminho seguro na sustentação do peso.

O termostato do peso é sempre pelo maior e não existe nenhum dado científico que justifique a afirmação de que se perdemos dez quilos temos que permanecer dez meses com o novo peso adquirido ou, se mantivermos por dois anos o novo peso, não engordaremos mais. Quanto à ótica do tratamento farmacológico, temos várias medicações com resultados extremamente interessantes. E já possuímos medicações que atuam na manutenção do peso após o emagrecimento de maneira mais eficaz que as drogas empregadas até alguns anos atrás.

Os velhos e conhecidos derivados anfetamínicos, o orlistat (Xenical), sibutramina, quando bem indicados, trazem excepcionais resultados terapêuticos, melhorando a qualidade de vida do paciente ao regular diversas funções orgânicas como pressão sanguínea, glicemia, fertilidade, sexualidade, e muitas vezes por devolver o indivíduo ao convívio social.

O arsenal terapêutico existe para ser usado: para fazer dormir quem não dorme, tirar a dor de quem a sente, baixar a pressão dos hipertensos, controlar a glicemia dos diabéticos e também – por que não? – reduzir o peso dos obesos.

São doenças e merecem tratamento responsável, pois a medicina é uma só, e a maioria das pessoas não é gorda porque quer.

Eu não como tanto para estar tão gordo

Relação entre o cortisol e a obesidade

Várias doenças podem causar obesidade: disfunção da tireoide, hipófise, ovários, testículos, suprarrenais, pâncreas. Todas as disfunções citadas levam a transtornos hormonais que podem, em última instância, culminar em obesidade, assumindo características de gravidade variável, cada qual por seu caminho.

Porém, assumindo a possibilidade de que nenhuma das desordens referidas anteriormente esteja presente, o que faz um indivíduo, mesmo não exagerando na ingesta alimentar, manter um peso excessivo? A palavra-chave é cortisol. Produzido por duas glândulas localizadas nos polos superiores dos rins, e por isso chamadas de suprarrenais, o cortisol é muito importante para o equilíbrio de várias funções orgânicas, como a produção de glicose no fígado a partir do metabolismo das proteínas, o armazenamento de glicose na forma de glicogênio, além de ter grande potencial anti-inflamatório e imunossupressor.

A cortisona que utilizamos no tratamento de asma, sinusite, doenças reumáticas e tantos outros males nada mais é que o famoso cortisol em sua versão farmacológica.

O cortisol pode ser patologicamente produzido por uma ou pelas duas suprarrenais em algumas circunstâncias. Por exemplo, quando há um tumor na hipófise que estimule as suprarrenais com o hormônio chamado ACTH. Nesse caso, as duas glândulas são superestimuladas, fabricando enormes quantidades de cortisol. Outra possibilidade é que um tumor em uma das suprarrenais produza rios de cortisol, e que na verdade a hipófise nessa situação não tenha relação com essa condição.

O cortisol também é produzido em qualquer situação de estresse ao qual o organismo é submetido: mecânico, infeccioso ou emocional. Ou seja, se somos submetidos a uma cirurgia, contraímos um processo infeccioso ou estamos diante de um grande trauma emocional, rios de cortisol são liberados pelas suprarrenais para a corrente sanguínea, para conter o processo inflamatório e modular a resposta imunológica, entre outras ações. O procedimento cirúrgico e o processo infeccioso se resolverão, assim como os níveis de cortisol nessa situação voltarão ao normal. Já no estresse emocional, isso vai depender de algumas variáveis.

Falemos do estresse. Se estivermos no trânsito, a caminho de uma reunião importante, e tudo ao redor do nosso veículo estiver completamente parado, indicando que não há a menor possibilidade de chegarmos a tempo, com certeza estaremos em profundo estresse. Nesse caso, antes que o nosso cortisol assuma grandes concentrações sanguíneas, teremos as suprarrenais liberando rios de adrenalina, que não raro causam palpitações e suor frio – os chamados efeitos do estresse agudo. Por outro lado, se estamos em uma situação de estresse crônico, seja por causa de um problema financeiro, de saúde ou com os filhos, ocorre uma liberação crônica e sustentada de cortisol, o que acarretará uma série de transtornos orgânicos, incluindo ganho e manutenção de peso elevado.

Altos níveis de cortisol aumentam o depósito de gorduras, especialmente no abdômen, diminuem a utilização da gordura existente e favorecem a retenção de líquidos no organismo pela ação nos rins. A compulsão dos indivíduos com estresse crônico também se relaciona em boa parte aos altos níveis de cortisol. Assim como indivíduos que fazem uso de altas doses de cortisona engordam, aqueles que sofrem de estresse crônico também podem chegar à obesidade pela ação do cortisol.

O sucesso no tratamento da obesidade só é possível se respeitarmos as condições de vida de quem se propõe a emagrecer.

Tratamento farmacológico da obesidade

Às vezes me esforço para entender o que impulsiona pessoas bem-intencionadas, com poder de influenciar a opinião pública, a tomar posicionamento tão contrário ao tratamento medicamentoso da obesidade. Em minha ótica, tal posicionamento coloca o obeso na posição de usuário de drogas, e o médico assistente, na de traficante ou aliciador.

– É aceito que o obeso tome medicamento pelo resto da vida para o diabetes, mas questiona-se o tratamento da principal causa subjacente ao diabetes, que é a obesidade.

– É concebida como salvadora a revascularização miocárdica e toda a terapia medicamentosa após esse procedimento, mas questiona-se o tratamento de um dos principais contribuintes para a doença coronariana, que é a obesidade.

– O câncer, as doenças articulares e as respiratórias são mais frequentes em obesos. Tudo pode ser tratado com medicamento, menos a obesidade.

Será que os remédios antiobesidade trazem transtornos que justifiquem a ocorrência de todas as possibilidades citadas?

Nos Estados Unidos, onde 100% das medicações são prescritas por médicos (a maior parte especialistas), o grande questionamento é o drama da obesidade e suas consequências, e nós insistimos em condenar o tratamento do obeso, e não os critérios.

Em todos os transtornos, o tratamento preferencialmente deveria evitar medicações: insônia, depressão, impotência (males que sugerem influência de componentes psicológicos), hipertensão, diabetes, artrite reumatoide (e qualquer outra doença para a qual o componente genético possa ser mais importante), porém, o uso de medicamentos prolonga a vida dos pacientes para os quais as terapias mais simples não surtam efeito.

Por que não tratar o obeso? Se o medicamento passa a causar algum dano (para qualquer que seja a doença), coerentemente suspendemos a medicação. Tomemos como base o grande número de impotência transitória patrocinada por anti-hipertensivos, e quando retirada a medicação, o drama está resolvido. As crises de broncoespasmo causadas por betabloqueadores utilizados como antiarrítmicos ou anti-hipertensivos nem sempre são solucionadas, pois uma crise grave pode não permitir a chegada da urgência até um serviço médico. Da mesma forma o desfecho de um sangramento gástrico causado pelo uso de AAS infantil na prevenção do infarto de miocárdio nem sempre é alta hospitalar com antiácidos. Nenhuma dessas situações deve fazer com que os tratamentos com os fármacos citados sejam banidos do rol terapêutico, mas deve nos tornar mais atentos e rigorosos, sempre e com tudo. Se o caminho da orientação dietética e de exercícios é ineficaz, por que não tratar farmacologicamente a obesidade, se é permitido tratar a qualquer preço (e alguns são mesmo muito altos) todas as consequências? Em outras palavras: o obeso merece respeito.

As dietas e suas crenças

Assim como a moda alterna tendências entre uma e outra estação, estamos cada vez mais acostumados às dietas *fashion*, que nada mais são que criações de agrupamentos inusitados de alimentos que ganham fama preferencialmente quando uma pessoa pública declara sucesso no emagrecimento com a utilização do tal modelo de ingestão alimentar.

A verdade sempre será aquilo em que cada um acredita, e não serei eu a martelar impiedosamente alguns modelos alimentares, justamente eu que entendo que ninguém é rei por obra do acaso. Para não estender e correr o risco de ferir a assertiva anterior, comentarei uma dieta não balanceada que sem dúvida é a mais consagrada e conhecida pelo mundo afora, a chamada dieta sem carboidratos, conhecida também por Dieta do Doutor Atkins. Essa dieta propõe o consumo exclusivo de proteínas e gorduras, excluindo os carboidratos em qualquer de suas versões. O velho Atkins não era desprovido de argumentos como alguns escancaram, mas não tomava o cuidado de criar protocolos para o uso comedido do que talvez até seja um recurso temporário no emagrecimento, em pacientes selecionados.

Ainda que eu entenda que a sustentação de uma dieta desse tipo não seja tarefa fácil, o resultante emagrecimento é obtido a partir da dificuldade criada pelas proteínas e gorduras na sua utilização pelo corpo humano. Os carboidratos são rapidamente absorvidos após a ingestão alimentar, sendo que o açúcar livre é absorvido de imediato; o amido, como aquele encontrado nos pães e no macarrão, é absorvido quase na mesma velocidade, enquanto os carboidratos de absorção mais complexa, como os encontrados nas verduras e legumes cozidos, podem levar algumas dezenas de minutos até a sua total absorção.

Assim, uma dieta rica em açúcares é rapidamente absorvida, e esse açúcar instantaneamente é utilizado ou armazenado na forma de gordura em nossos depósitos, o que faz com que rapidamente surja o sinal da fome. Porém, se os carboidratos são compostos somente por carbonos e hidrogênio, as proteínas e gorduras também possuem esses dois elementos químicos, mas associados a nitrogênio, no caso das proteínas, ou radical hidroxila, no caso das gorduras. Ou seja, se o organismo for capaz de fabricar carboidrato e souber retirar a matéria-prima de proteínas e gorduras, não vai faltar carboidrato. E todos nós somos capazes disso. Porém, isso demanda tempo e gasto calórico, e é justamente esse conjunto de situações que se procura ao utilizar tal dieta. Enquanto o organismo se esforça para fabricar carboidrato a partir dessa extração, ele se apropria primeiro de suas reservas para obter energia, consumindo os depósitos de gordura. A questão é que aqueles que são atraídos pela visão de bacon, ovos, carnes, linguiças também não resistem à ideia de uma farofa, um pãozinho, um arroz para acompanhar. E, nesse caso, é largar ou largar. Adicionalmente aos riscos dos desequilíbrios agudos em itens como colesterol, triglicerídeos e ácido úrico, o próprio indivíduo tende a não sustentar o modelo alimentar.

Variações menos dramáticas dessa dieta foram feitas e expressas sob vários nomes, como a dieta de South Beach. Outras dietas com menor suporte explicativo às vezes beiram o mítico, como a dieta do tipo sanguíneo, que até o presente momento não apresenta sequer um ensaio clínico para testar sua eficácia. Há ainda aquelas relacionadas a horóscopos e afins.

Na verdade, nenhuma dieta deve suprimir grupos alimentares, sob pena de danos orgânicos ou ainda psicológicos. O melhor é comer de tudo, com moderação, sem a qual restará a pena de exercícios exaustivos, dietas de baixíssimas calorias e por vezes medicações.

Glúten e nós

Atualmente são desenvolvidos muitos estudos em todo o mundo visando melhorar a qualidade do trigo, o que significa criar condições em vários níveis no processo de produção para modificar a quantidade e a qualidade do glúten no grão final, ou seja, das proteínas associadas ao amido do trigo. O propósito é que isso resulte em pães, biscoitos, macarrões e afins mais interessantes ao paladar e, por que não dizer, aos investidores do ramo agronômico da economia.

Sorrateiramente do lado oposto, alguns grupos de profissionais da saúde, incluindo médicos, se desdobram para demonstrar que o componente proteico do trigo, ou glúten, está relacionado a danos orgânicos que vão além da conhecida doença celíaca. Nessa doença, o glúten provoca alterações na parede do intestino delgado que dificultam a absorção de nutrientes, gerando desconfortos como diarreia, flatulência, dores abdominais e outros transtornos que são de gravidade suficiente para justificar a obrigatoriedade prevista em lei de que produtos alimentícios industrializados informem ostensivamente na embalagem se contêm ou não o famigerado complexo proteico.

O glúten foi tema de um livro de grande sucesso no Brasil, *Glúten e obesidade, a verdade que emagrece*, de Regina Racco. A publicação causou verdadeiro *frisson* – para leigos, uma alternativa antes inimaginável; para médicos (quase a totalidade dos arguidos quanto ao assunto), um livro escrito por leigo (a escritora não é médica), sem o menor embasamento científico.

Mas a verdade é que se por aqui o glúten circula só em artigos relacionados à doença celíaca ou ganho ponderal, lá fora é verdadeiro *pop star*, e não é pelos tabloides gratuitos e/ou sensacionalistas que exibem estudos apontando o glúten como potencial agente de uma variedade de doenças. Linfomas, doenças alérgicas e transtornos do humor estão entre as possibilidades citadas pelos grupos que estudam o tema.

Uma das teorias que colocam o glúten no banco dos réus, como patrocinador ou copatrocinador da obesidade, é a possível dificuldade que ele possa criar na absorção de aminoácidos essenciais de nossa alimentação. Baixas concentrações desses aminoácidos no sangue retardam o sinal de satisfação emitido pelo cérebro para interromper a ingestão. Desse modo, a sensação de fome permanece e a pessoa continua comendo, mesmo quando sua necessidade calórica tenha sido ultrapassada. Essa situação, ainda que não estimule ingestões muito grandes, ao longo de meses e anos resultaria em sobrepeso e/ou obesidade.

O mais interessante é que a retirada do glúten da dieta não traz nenhum prejuízo nutricional. Os carboidratos continuam sendo ingeridos, seja no arroz, no feijão, na batata, no biscoito de polvilho ou em qualquer outra fonte que não contenha o complexo proteico.

Não imagino o mundo emagrecendo vertiginosamente com a retirada do glúten, mas aceito que estejamos prepotentemente questionando estatísticas quando deveríamos estar curiosos para determinar as razões dos números contestadores do glúten. A princípio um potencial mercado dos *gluten free* patrocinaria inverdades ou deduções lúdicas, mas, se pensarmos assim, devemos interrogar também a força da indústria alimentícia para a qual o trigo, entre outros carreadores desse complexo proteico, é a principal matéria-prima no processo de produção.

De moço eu já ouvia: só o saber liberta. É evidente que deva passar pelo médico um parecer mais judicioso sobre a possibilidade de um grupo alimentar tão enraizado em nossa cultura estar patrocinando doenças. Por outro lado, se virmos razões para a procura, não precisamos aceitar conceitos quase dogmáticos daquele que imagine estar acima das evidências.

Tireoide e obesidade

O engraçado é que, mais que uma relação possível, esse binômio tireoide/obesidade é muitas vezes desejado, no entendimento de muitos obesos. Uma vez diagnosticada uma doença na tireoide, a obesidade estará resolvida para todo o sempre, tão logo seja iniciado o tratamento da doença tireoidiana. Alto lá! A tireoide é uma glândula que se encontra na parte anterior do pescoço, em forma de escudo, lembrando um pouco as formas de uma borboleta, pesando em média de 8 a 15 gramas, e quase folcloricamente é ligada à obesidade, mas na verdade raramente é a causa do problema.

Essa relação entre obesidade e tireoide é histórica e parece que nós, médicos, temos participado da divulgação desse vínculo. É muito comum que os pacientes com diagnóstico de qualquer doença da tireoide se preocupem logo em perguntar: "Esse problema é de emagrecer ou engordar?".

O hipotireoidismo é a principal doença da tireoide, e a principal causa dessa patologia é a doença autoimune da tireoide, situação na qual o sistema imunológico passa a agredir a glândula como se ela não pertencesse ao organismo. O sistema imunológico também participa como principal causa de hipertireoidismo, porém, em vez de provocar a destruição da glândula, estimula a tireoide a uma superprodução hormonal desobediente à fisiologia.

Vamos por partes. É verdade que a tireoide está diretamente relacionada com o metabolismo basal, que envolve diretamente o gasto energético, e se essa glândula não produzir seus hormônios a contento, estaremos diante do hipotireoidismo, com o organismo gastando menos energia e facilitando o ganho de peso. Por outro lado, nesse mesmo caso, essa diminuição do metabolismo basal pode precipitar uma depressão em pacientes com tendência a essa patologia e, com isso, diminuir de modo importante a ingestão alimentar. Isso acaba compensando em parte o menor gasto e pode até levar o paciente a emagrecer, dependendo da aritmética final.

Ao contrário, pode haver aumento de peso mesmo na superprodução dos hormônios da tireoide, doença denominada hipertireoidismo, que comumente leva a um aumento absurdo no metabolismo orgânico, às vezes com arritmias graves, insônia e exagerada frequência de evacuações, entre uma série de outras alterações. Nesses casos, o excesso de ingestão alimentar provocada pelo hipertireoidismo pode ultrapassar os gastos e resultar em ganho de peso.

Na verdade, nenhum estudo demonstrou haver mais problemas de tireoide em obesos do que em pessoas com peso normal. O que sabemos é que em pacientes obesos a disfunção da tireoide é um fator complicador importante. Muito mais que isso, disfunções da tireoide levam a tantas outras complicações que, quando ocorrem alterações no peso, temos problemas de sobra para resolver em outros sistemas. É o caso das alterações em ciclos menstruais, infertilidade, abortos recorrentes, depressão, perda da libido, queda de cabelos e um universo enorme de situações nas quais se insere também a obesidade.

A busca por disfunções da tireoide, assim como a procura por nódulos nessa glândula, deve ser feita rotineiramente, pois é sabido que as doenças da tireoide, de regra, são extremamente silenciosas e, às vezes, quando são diagnosticadas, muitos danos já foram causados.

HORMÔNIO DO CRESCIMENTO: QUANDO USAR

Crescer, sob o ponto de vista filosófico, é ir deixando a sombra de sonhos e ir se atrapalhando entre tarefas, regras, conceitos sociais e dúvidas. No meio disso tudo, surge de repente, escangalhando com a gente, uma vontade danada de mostrar para uma determinada pessoa que você existe, e nesse momento papai e mamãe não atrapalham exatamente, mas fica assim meio difícil o convívio. Há qualquer coisa na casa que torna melhor o retiro no quarto.

Temos já algumas opiniões. Na verdade, durante alguns anos escolhemos nossas opiniões entre muitas. Mas sempre dos outros. Não deu tempo ainda de juntarmos fatos, fotos, filmes, pessoas, perdas e ganhos, misturarmos com nossa genética, com nossas regras, convívios e sei lá mais o quê para termos a nossa própria personalidade, nosso caráter, que às vezes, levado ao nível da coerência e respeito, pode não nos fazer ricos perante os homens, mas certamente nos fará mais necessários.

A esse momento já nos aproximamos dos 20 anos e muita coisa em nossa conduta vai mudar. Crescemos nos conceitos, por este ou aquele caminho, e nos tornamos tecnicamente mais perfeitos, para o bem ou para o mal. Por outro lado, nesse instante cessamos o nosso crescimento biológico, processo gerido por todo o período da citação filosófica, pelo hormônio do crescimento (GH). A partir de então, o GH deixa a sua função de fazer crescer os tecidos do corpo para assumir um estilo *low profile*, e em concentrações menos agudas vai participar de importantes funções no organismo até o fim da vida.

O GH é produzido pela hipófise e convertido no fígado em sua forma ativa, a somatomedina C. Por isso, muitas vezes a extinção da produção desse hormônio recebe o nome de somatopausa.

Quando existe deficiência do hormônio do crescimento (GH) na infância, no interregno entre o nascimento e mais ou menos os 18 anos (nessa idade, em média, fecham-se as superfícies de crescimento ósseo, processo ditado principalmente pelos níveis de hormônios sexuais), e não havendo reposição de GH, o nanismo é a regra. Existem critérios para reposição desse hormônio, sendo alguns absolutos e outros relativos. É indicação absoluta de reposição de GH para aqueles com deficiência total de GH, pois certamente o nanismo advirá, e naqueles com deficiência parcial e com projeção de altura final inaceitável ou ao menos comprometedora ao convívio social. Indicações relativas ocorrem nos casos em que o indivíduo evolui em curva de crescimento abaixo ou bem abaixo da média, mas dentro de parâmetros aceitáveis ao convívio social. Nesses casos, é comum a busca por tratamento motivada pela vontade de se atingir uma altura final maior que aquela ditada pela genética. Tal situação é frequente, e é necessário que se diga que essa conduta não é condenável eticamente, mas, além de extremamente cara, não é isenta da possibilidade de insucesso.

Existe muita discussão sobre a reposição do GH em adultos. Sabe-se que entre o final da fase de crescimento e os 40 anos de idade a produção desse hormônio permanece em um platô, que coincide com a fase de melhor performance orgânica sob vários aspectos. A partir dessa idade, inicia-se então um decréscimo progressivo da produção de GH, em uma média de 10% a 15% por década, coincidindo com uma queda importante do desempenho e o surgimento de uma gama de enfermidades que aceitamos como próprias da idade, resultado da genética e de certas influências do meio ambiente. Mas há controvérsias sobre essa inexorável evolução.

Na década de 1990, alguns trabalhos científicos apontaram o GH como de grande valia na melhora da qualidade de vida do idoso, sem, contudo, contabilizar inequivocamente longevidade, até porque são necessárias grandes amostragens para definir tal quesito. Foi um trabalho publicado no *New England of Medicine*, em 1990, que deflagrou a ideia de que a reposição de GH em adultos poderia ser uma das chaves para uma melhora substancial na qualidade de vida a partir da quinta década. Nessa primeira publicação, os indivíduos que participaram da pesquisa tinham mais de 60 anos e recebiam diariamente doses subcutâneas de GH. Ao final de seis meses, foram reavaliados sob vários parâmetros e verificou-se que, além da incrível disposição que os pacientes passaram a apresentar, eles tiveram aumento de 12% na massa muscular e diminuição de 9% na massa gordurosa. A sequência dos estudos ratificou os achados iniciais e a teoria vem ganhando força no que tange à melhora de qualidade de vida nas idades mais avançadas.

De maneira inversa, ao mesmo tempo em que recebíamos o alento quanto ao poderoso aliado, foi iniciada a especulação de que o GH deflagraria o aparecimento de cânceres, ou ainda favoreceria o aumento na velocidade de evolução daqueles preexistentes. Porém, em doses fisiológicas, o que ocorre é provavelmente o contrário. Durante toda a nossa vida ocorre um constante embate entre o nosso sistema imunológico e células que perdem o senso proliferativo normal, assumindo postura cancerígena ou, mais exatamente, iniciando um processo de replicação celular sem controle. Há algum tempo temos conhecimento da existência de células do sistema imunológico, matadoras naturais (Natural Killer-NK), que eliminam células iniciantes do processo tumoral, e alguns trabalhos científicos demonstram que o GH tem relação com a boa performance das células NK.

Ainda que todas as evidências sugiram que o GH seja um valioso aliado para boa parte dos pacientes idosos, e que devamos considerar tal terapêutica para a melhora de inúmeros parâmetros em nossas vidas, incluindo melhor desempenho físico e sexual, infelizmente o custo de tal terapia, para a maioria das pessoas, é proibitivo.

Penso ainda não haver sequer uma terapêutica isenta de riscos; o inocente ácido acetilsalicílico encontrado em supermercados, padarias, bares, ainda que usado em doses pediátricas na prevenção do infarto do miocárdio, é causador não raras vezes de sangramentos volumosos, não sendo tão incomuns os óbitos por tal complicação. Por outro lado, quantos anos não foram conquistados por tantos outros que fizeram ou fazem uso do referido fármaco? De maneira mais objetiva, digamos que não existem investimentos totalmente isentos de risco.

ANOREXIA NERVOSA

A anorexia nervosa é na essência um distúrbio comportamental, e na prática os pacientes apresentam IMC (Índice de Massa Corpórea*) abaixo de 17,5. O paciente apresenta comprometimento quanto à sua autoavaliação ponderal, nunca está magro o suficiente. Ainda que acometa mais mulheres que homens, a condição é encontrada também no sexo masculino, porém o componente constitucional parece ser preponderante, ou seja, existe a predisposição genética na maior parte dos casos, algo como dizer "não basta querer ter anorexia nervosa, é necessário poder". É muito provável que o absurdo padrão estético criado e adotado mundo afora seja agente indutor desse processo naqueles predispostos à doença, entendendo que o grande *boom* para o surgimento da doença ocorre na adolescência e na juventude, com incidência nitidamente mais pronunciada naquelas pessoas que perseguem carreira nas quais padrões de beleza estão já estipulados.

Na anorexia não há de fato uma perda de apetite, mas uma negação à ingestão alimentar. Por vezes esses pacientes buscam na literatura gastronômica receitas extremamente elaboradas, não sendo incomum a procura por serviços em restaurantes, uma luta insana para se garantir como resistente a qualquer tentação. É

* IMC = peso em quilos dividido pela altura (em metros) ao quadrado.

interessante notar que, à medida que eles emagrecem, tornam-se mais radicais na intenção de emagrecimento mesmo depois de perder muito peso. O emagrecimento com a negação da intenção deste é o mais clássico. Às vezes os familiares os veem enchendo o prato com grandes quantidades de alimento e, com a desculpa da televisão, do sossego ou de afazeres, vão para um local onde ninguém os veja e jogam os alimentos fora.

De qualquer maneira, o paciente emagrece vertiginosamente, podendo tornar-se esquelético. No caso das mulheres, 90% tornam-se amenorreicas (sem menstruação), sendo este um dado importante. A presença do médico é indispensável, e raramente o paciente o procura pelo emagrecimento. Quando é o próprio paciente que procura assistência médica, o motivo básico geralmente é alguma condição associada. O tratamento sempre inclui terapia farmacológica, cabendo ao médico assistente recomendar a mais adequada.

Bulimia nervosa

Ainda que rotineiramente a bulimia seja abordada em conjunto com a anorexia nervosa, e que em algumas situações a bulimia nervosa seja seguida pela anorexia nervosa (provavelmente acionando o gatilho para o desenvolvimento da anorexia naqueles predispostos), tendo ainda fatores geradores semelhantes (desejo e/ou necessidade de corpo esbelto), as consequências desses dois distúrbios de comportamento são distintas. Adicionalmente, a predisposição genética para a bulimia também existe, porém, mais relacionada à depressão que outros distúrbios comportamentais.

O paciente tipicamente bulímico ingere grandes quantidades de alimentos, de regra muito calóricos, e mergulha em um sentimento de culpa, criando compensações para o feito, provocando vômitos e ou diarreias, podendo ainda exagerar em exercícios ou se punir com longos períodos de jejum. Na maior parte das vezes não apresenta perda ponderal importante, o que dificulta o diagnóstico.

Quando a doença se torna crônica, são comuns a esofagite, perda do esmalte dos dentes (principalmente em sua porção interna), inflamações frequentes na garganta, ocorrências resultantes de vômitos provocados que podem gerar também dores e fraqueza muscular. Os sintomas também podem ser decorrentes de diarreia ou diurese induzida por diuréticos, ou até mesmo por exercícios exagerados. Fissuras anais e hemorroidas também podem surgir como resultado dos episódios diarreicos.

O tratamento pode incluir o uso de fármacos, mas é possível obter ótimos resultados apenas com o tratamento psicológico.

ENQUANTO ESPERAMOS O "ESPERANTO DA CIÊNCIA"

Quando eu ainda circulava pelos primeiros anos de ginásio, nutria-me já de algumas palavras estrangeiras. A língua francesa "respirava por aparelhos" no ensino público. Nem bem acomodávamos os tímpanos ao charmoso *comment ça va?* e surgia o hoje indispensável *how are you*. Sem incômodos. Incômodo mesmo era saber que havia outros tantos idiomas, o que apresentava um mundo bem complexo para nossos cérebros juvenis. Uma possibilidade se anunciava: o esperanto, língua universal pela qual japoneses, chineses, gregos, italianos e todas as nacionalidades trocariam informações em uma só linguagem. Adolesci aguardando a tal universalização idiomática. E pelo menos até agora *we wait for.*

Depois de algumas décadas percebo que o esperanto é uma busca além do universo idiomático. Vejo a ciência prover-nos de verdades irrefutáveis, porém fugazes. O "clarão" da dúvida é sempre a próxima manchete e inclino-me ao entendimento de que a verdade seja mesmo aquilo em que cada um acredita. Algo como os credos religiosos.

Meu devaneio não tem relação com minha paixão pelos vinhos. Até por minha formação médica, necessito de conceitos embasados, e de preferência definitivos. Ora, o chamado "paradoxo francês" anunciou ao mundo a inequívoca relação benéfica entre o consumo moderado de vinhos e a proteção cardiovascular. Mais ainda, a partir disso, inúmeros estudos sucederam-se demonstrando que bebedores moderados de vinho apresentavam, em porcentuais variáveis, menor probabilidade de desenvolver Alzheimer, linfoma, doenças autoimunes, descolamento de retina e uma gama extensa de cânceres, entre eles os de próstata e pulmão. No Estudo de Nancy, feito entre 1988 e 1989, a proteção global encontrada contra cânceres foi de 20% na comparação com abstêmios.

Adicionalmente, nunca se negou que bebedores de álcool apresentam maior probabilidade de desenvolver cânceres de mama, boca, faringe, esôfago, fígado e cólon-retal, situação explicada em parte pela associação entre álcool, tabaco e conceitos dietéticos distantes do ideal, com poucos legumes, verduras e frutas. Porém, mesmo nesse quesito os bebedores de vinho gozam de bom prestígio nas estatísticas; até os resultados mais negativos colocavam os enófilos em larga vantagem em comparação com os bebedores de outros álcoois. O mais recente desses estudos foi publicado pela conceituada *Gastroenterology*, em trabalho que demonstra que o consumo de vinho tinto pode proteger contra o câncer de esôfago.

Do outro lado dessas conclusões, o presidente do Inca (Instituto Nacional do Câncer) na França, Dominique Maraninchi, divulgou um consenso elaborado por seu instituto com base em centenas de estudos europeus e americanos, condenando o consumo mesmo de uma taça de vinho ao dia, pois até essa quantidade já estaria relacionada a riscos enormes de evolução para os cânceres citados no parágrafo anterior. E tome a divulgação pelos jornais do mundo todo.

A questão, querido leitor, não é estimular o consumo de vinhos. Conhecemos todos os danos à saúde relacionados ao consumo exagerado do álcool, além dos transtornos familiares e sociais de ordem geral; porém, o cerne do assunto é tudo que essa incongruência de informações gera mundo afora. Nunca é dito: beba vinho. Diz-se: entre as bebidas alcoólicas, é o vinho a mais relacionada a benefícios à saúde, a comparar com o consumo de outras bebidas. Corretamente não se quer estimular abstêmios ao consumo alcoólico. Porém, a verdade é que quase tudo divulgado até o momento coloca especialmente o bebedor exclusivo de vinhos em extensa vantagem em quase todos os quesitos de saúde quando comparados com abstêmios e bebedores de outras bebidas.

O governo russo tentou por quase uma década estimular o consumo de vinhos em seu país, sabido que é o fato de que o enófilo exclusivo raramente evolui para o alcoolismo crônico e suas consequências. A dieta do Mediterrâneo foi a única dieta comprovadamente relacionada à longevidade, e nela está inserido o consumo frequente de vinhos. De repente, os polifenóis do vinho viraram fumaça? O sucesso do antitumoral e potencial emagrecedor resveratrol era resultado de marketing? Onde está o erro? Nós só havíamos recebido até agora as informações de uma ciência rota?

Cobramos responsabilidade de políticos, eu me cobro quanto às minhas responsabilidades e você também. Penso que chegou a hora da criação de uma instituição internacional a fim de filtrar a exposição de informações científicas contundentes, mas sem sustentação ou, pior ainda, sujeitas a contestação frontal. Ou tornamos a ciência uma briga de partidos políticos, defendendo ideais e conceitos particulares.

Caetano Veloso em uma de suas geniais composições escreveu que "de perto ninguém é normal", o que eu traduzo por: nos compensamos da "barra de viver" de alguma maneira. Alguns se entorpecem de futebol, outros se fanatizam por religião, música é vício necessário para muitos, cigarros, drogas e afins ganham discussões filosóficas, exercícios extenuantes são escape para um bom contingente. Jogar é vício milenar e comer compulsivamente parece mesmo ser a mais terrena compensação que encontramos para nossos descontentamentos.

Enquanto aguardo o "esperanto da ciência", entre as línguas vou me virando no francês, italiano e inglês, santista (inicialmente pelezista) por vocação, cristão e algo estoico, Bob Dylan, Chico, Caetano e afins, não fumo, caminho diariamente e arrisco a loteria aos sábados. Ah! Já ia me esquecendo: tomo vinho sempre com a refeição noturna. Nesta confusão, me reporto ao filósofo (estoico) romano Sêneca: "Nosso cuidado não deve ser o de viver muito, e sim o de viver bem, porque o primeiro depende do destino, e o segundo, da conduta".

Parte 2

As crônicas

Chapéus e sonhos

A distância entre Amboise e Saumur não é grande, mas a falta de um asfalto em linha reta de uma cidadela à outra faz com que não seja cômodo percorrer esse lindo caminho diariamente, salvo por uma grande paixão. Gabrielle, em seus 22 anos, nutria não apenas uma, mas três paixões dentro de si: o belo professor de equitação, Joseph, a própria equitação e Gabrielle Coco Chanel.

Os dois primeiros amores estavam em Saumur e justificavam o percurso diário, que lhe era poupado quando o também apaixonado Joseph, em dias livres de sua profissão, se dirigia à palpitante cidadela de sua amada, Amboise. A terceira paixão de Gabrielle nasceu em Saumur, em 1883, morrendo em Paris, em 1971, ano em que nasceu nossa personagem. Coco era inicialmente paixão de sua mãe, que por isso deu o mesmo nome à filha. Com o tempo, a própria mocinha encarnou a obsessão da mãe. Se Chanel havia ficado órfã aos 6 anos, Gabrielle de Amboise, aos 17, tinha os pais muito bem vivos e atentos aos passos da filha.

A atenção era tamanha que o pai, médico otorrinolaringologista, preocupado com a possível tentativa de voo solo da filha para realizar seu desejo de se tornar referência da moda, introduziu a jovem no mundo da equitação, uma forma de atenuar a fixação da filha pela sonhada Paris. A mãe é dona de uma loja de presentes situada próximo ao Castelo Real de Amboise, a mesma edificação onde viveu Francisco I, o rei que trouxe Leonardo da Vinci para viver em Amboise carregando a *Mona Lisa* embaixo do braço e onde o mestre da arte da Renascença está sepultado até hoje. Um pouco acima do peso, ainda é bonita o suficiente para dar a entender o que fez sucumbir o coração do jovem médico algumas décadas atrás.

As duas cidades que abrigam nossos personagens localizam-se no belíssimo Vale do Loire, que deve seu nome ao maior rio da França, o rio Loire, e foi próximo às suas margens que a corte real iniciou, na Idade Média (por volta do século XIII), a construção de belíssimos castelos, inicialmente fortalezas. Depois da queda de Constantinopla, em 1453 (fim do Império Romano Oriental), quando oficialmente inicia-se a Idade Moderna, o movimento filosófico denominado Renascença atingia seu auge enquanto a realeza francesa passava a estabelecer definitivamente o status de glamour e beleza que até hoje se vê estampado nos castelos do Loire. O Castelo Real de Amboise, por exemplo, só ganhou o domínio real em meados do século XV, e foi nesse castelo que viveram Luís XI, Carlos VII, Francisco I e seus dez filhos com Catarina de Médici, só para citar um pouco a relação da realeza com a lindíssima Amboise. Gabrielle combina com realeza, e Joseph sabe disso e procura proporcionar-lhe uma vida de princesa, aliado que é do pai da moça, em um quase acordo político para manter a sua musa acomodada junto ao destino de verão da Corte de outrora.

Saumur também tem um castelo, do tipo conto de fadas, além da escola de equitação, onde Joseph é nobre, dominando a arte de ensinar a montaria. O professor tem mais motivos para se julgar simpático à realeza. Ele nasceu em Vendée, onde, em 1793, no auge da Revolução Francesa, um movimento contrarrevolucionário em prol da monarquia liderado pelos agricultores locais levou à morte 80 mil monarquistas de uma só vez. O moço carrega a mágoa de seus antepassados, que clamavam pela nobreza, como Joseph clama pelo casamento com Gabrielle.

Assim como Coco Chanel, Gabrielle ama chapéus, e os desenha como poucos. Mas, para sua frustração, são poucos os que os usam na atualidade, embora isso não seja suficiente para demover o brilho de seus olhos pela bela Paris, brilho facilmente captado quando seu olhar descansa no horizonte. Desenha belos modelos femininos, mas pensa não saber distinguir o que brota de seu talento ou de sua admiração por Chanel. Mas nada é tão intenso ou avassalador que abale o entusiasmo de Gabrielle. Ou pelo menos nada demonstrou ferir a obsessão de Gabrielle, até alguns meses atrás. Agora algo deve estar afligindo a bela moça de Amboise, que parece fazer um grande esforço para ir quase diariamente a Saumur e expressa um olhar triste, embotando em parte a feição determinada da aluna de equitação. Um rostinho mais redondo, dedos a apertar anéis e atraso menstrual trouxeram a preocupação do pai quanto a gravidez. Joseph está mais preocupado, sabe não ser gravidez e não descarta a ideia de que o tom depressivo e desatento de Gabrielle possa significar o fim do relacionamento.

A cidade de Tours está entre Saumur e Amboise, e no ano de 1461 o rei Luís XI fez de Tours a capital da França. A soberania da cidade durou até que Henrique IV devolvesse o título à cidade de Paris, porém Tours manteve-se economicamente viva, e não fossem os grandes danos causados pela Guerra Prussiana e a Segunda Guerra Mundial, hoje seria seguramente ainda mais bela. É a ex-capital francesa o local preferido de Gabrielle em seus fins de semana com o namorado Joseph. A mocinha se esmera em consumir tudo que a cidade oferece, a Place Plumereau, com cafés, galerias e butiques, é o local favorito. Talvez o item butiques seja o motivo do encanto, mas ela se esforça e consegue memorizar as sequências de estátuas medievais do museu Hôtel Gouin, assim como as 165 figuras de cera do Historial de Touraine, que mostra quinze séculos da história do vale.

O estranho é que nem mesmo Tours está atraindo a moça, e quando sob insistência do namorado aceitou revisitar o Historial de Touraine, a própria Gabrielle se assustou quando teve dificuldade para explicar sequências, por ela tão conhecidas, desse imperdível ponto turístico da cidade. Chora, demonstra um desequilíbrio sem precedentes e assusta o atônito Joseph, que coloca a amada em seu colo, fixa seus olhos nos olhos dela, na boca, no pescoço, e então percebe neste último uma discreta elevação. Pensa que o pescoço, assim como outras partes de Gabrielle, pode ter engordado, mas de volta à casa da namorada, expõe o ocorrido ao futuro sogro. O médico esquece a possibilidade de gravidez e mergulha no que agora parece juntar todas as peças do quebra-cabeça de uma só vez, na pesquisa da doença tireoidiana. O hipotireoidismo é a principal suspeita, pois explica tudo o que sua filha apresenta e expressa de modo mais intenso há alguns meses.

Tudo aquilo – ganho de peso, perda de concentração, discreta depressão, atraso menstrual e até aquele cabelo quebradiço que a mãe encontrava em quantidade nos travesseiros de Gabrielle – seria explicado pelo hipotireoidismo, e foi. A principal causa de hipotireoidismo é a doença autoimune da tireoide, situação na qual o próprio sistema imunológico do indivíduo passa a agredir a glândula tireoide. Via de regra, de maneira lenta mas progressiva, a glândula vai diminuindo a produção de hormônios, até o ponto em que se inicia o hipotireoidismo, podendo ou não haver aumento do volume glandular. A instalação da doença ocorre de maneira insidiosa, de tal forma que, quando o problema é diagnosticado, em geral já apresenta muitos comprometimentos. Foram pesquisados os hormônios da tireoide e anticorpos contra a tireoide para se certificar da doença autoimune. Como se pensava, tudo foi confirmado, e então iniciou-se o tratamento com hormônio de tireoide, que a nossa aprendiz de Coco Chanel teve o cuidado de tomar todas as manhãs em jejum.

Tudo voltara ao normal, em especial a magreza, para alegria de todos. Principalmente Gabrielle estava feliz, o sonho de Paris voltara como um turbilhão e foi para lá que rumou, totalmente resolvida física e emocionalmente. Não pense em moda, também não pense em separação: Joseph foi com ela para Paris e por onze anos organizou excursões de Paris para o Vale do Loire, que garantiram a sobrevivência dele, de Gabrielle e da filha Isabelle, que nascera quatro anos depois, já com a mãe cursando medicina. Quando voltaram para Amboise, Joseph era a referência para o turismo local, e a doutora Gabrielle, endocrinologista, uma grande referência em doenças da tireoide. É isso aí, a tireoide e o amor fazem coisas de que até mesmo Deus duvida.

La rue Victor Hugo

As janelas dos apartamentos em Paris raramente expõem observadores. Não é hábito do parisiense. Curtas paradas ao vão da janela, uma olhadela e pronto, o parisiense se acomoda de novo. Como de costume, está sempre lendo algum livro com passadas ligeiras pela televisão. Júlia mora em Paris há três meses, natural de Azeitão, cidade portuguesa próximo a Lisboa. Vislumbra a possibilidade de estudar na Sorbonne, mas no momento trabalha em uma das lojas da grife GAP, na rue Victor Hugo, especificamente na GAP infantil. Todas as manhãs ela salta do metrô na estação Charles de Gaulle-Etoile. Após várias voltas pelo subterrâneo, alcança a rue de Foch, pomposa avenida parisiense que é absoluta e totalmente residencial. Mais alguns metros e está na Victor Hugo; com pequeno declive a rua começa no Arco do Triunfo e termina na praça de mesmo nome, centenas de metros à frente. Julia nem atina, mas todos os dias é apaixonadamente observada. Com olhos de lince e com a ajuda de binóculos, Henry observa Júlia do início da rua até seu paradeiro no trabalho. O admirador secreto mora em frente à loja, no terceiro piso do prédio.

Júlia é mesmo um sonho impossível para Henry, mas também a janela foi destino inalcançável para esse moço de 26 anos, que até cinco anos atrás tinha a obstinação de ser o melhor ciclista do mundo. Imaginando-se Bernard Hinault, que em 1985 foi o último francês a vencer o Tour de France, Henry exagerou em sua perseverança. Ultrapassando seus limites físicos, foi vítima de um grave acidente em uma etapa de montanha, e o substituto de Hinault teve grave lesão na coluna lombar. Agora, cinco anos depois de muita dedicação familiar e médica, o ex-ciclista, apoiado em muletas, alcança a janela há três meses, ofegante nos seus 130 quilos atuais. Mas perdeu mesmo o fôlego quando encaixou a primeira imagem urbana em seu cérebro no início de seus novos passos. Foi Júlia, quando se apropriou de Henry, a alguns segundos de iniciar seu primeiro dia de trabalho.

Paris é circundada por um anel viário, nos sentidos horário e anti-horário, que mais ou menos estabelece limites entre a Paris dos turistas e a grande Paris, dormitório da maioria dos trabalhadores dessa ilha delimitada pelo circundante viário. Júlia tem a guarida do tio Francisco, que já mora em Paris há 51 anos, é taxista e hoje se orgulha de viver nas imediações de La Défense, bairro plugado à linha 1 do metrô, que Júlia utiliza todos os dias até alcançar a mira de Henry. Curiosamente, o pretendente nunca viu a pretendida ir embora. Guardava apenas imagens da chegada de sua amada.

Não longe dali, na rue de Marceau, o Hotel Elysées Régencia recebe Antonio, médico português da cidade do Porto, conhecido do irmão de Henry de nome Patrick. O motivo de tal alinhamento franco-português passa pela paixão que os dois compartilham pela Borgonha, extraordinária região de vinhos franceses. Antonio, diferentemente do endinheirado empresário Patrick, é médico endocrinologista e trabalha duro para conseguir pagar os cartões de crédito que despencam mês a mês por conta de sua predileção pelos vinhos portugueses e por ser alucinado pelos vinhos da Borgonha. O médico não viaja sem a esposa e a filha, o que, de certo modo, limitava o contato com Patrick aos restaurantes e vinícolas da Borgonha ou de Paris e aos e-mails que trocavam constantemente para reverenciar alguma garrafa da Borgonha.

Na verdade, Patrick só tomou conhecimento da magnificência profissional de Antonio em um jantar, no qual Ana Carolina, a esposa do português, trazia orgulhosa uma revista portuguesa de grande circulação com chamada de capa apontando um grande empresário lusitano que havia emagrecido 62 quilos com o doutor Antonio.

Patrick, entendendo o quilate do amigo Antonio, pediu que este visitasse seu irmão na Victor Hugo. Passaram-se trinta minutos e Henry, inexplicavelmente para Patrick, acostumado ao ceticismo pós-acidente do irmão, está agarrado à revista que trazia a proeza do médico e colhia tudo que podia do francês mambembe de Antonio. O incrível endocrinologista e ao mesmo tempo fabuloso enófilo não imaginava que a ajuda naquele caso vinha de perto de Lisboa. Era por Júlia que Henry se esmerava como um violonista em busca da perfeição; não deixava de tomar sequer um medicamento daqueles prescritos por Antonio. A dieta rica em fibras e pobre em carboidratos era a única aliada dos medicamentos, já que Henry tinha ainda fortes restrições aos exercícios físicos.

Foram seis meses de alucinação, algo avisava que o tempo estava acabando. De fato, a proximidade entre a residência do tio de Júlia e o grande centro empresarial de La Défense fornecia todas as chances para o destino colocar a bonita Júlia em um dos escritórios de La Défense. Henry se esmera na língua portuguesa para amplificar o entusiasmo de Antonio e, em uma tarde de novembro, o endocrinologista de súbito visita Henry com sua esposa e filha. Todos concordam que é o momento de Henry descer até a rua. Ele já está com 59 quilos a menos, e os dois lances da escada não são mais empecilho.

Faltam dez minutos para as cinco da tarde quando Patrick chega. E numa emoção que nem todas as vitórias imagináveis nos Tour de France trariam, todos os olhares estão focados em Henry, mas este só vê o outro lado da rua. E, como algo agendado, Júlia sai da loja e Henry, ainda apoiado em muletas, grita erguendo um de seus apoios: "Mademoiselle, s'il vous plaît". Júlia já domina bem o idioma francês, mas um pouco atarantada naquele que era o último dia na rue Victor Hugo, responde em português: "Você está falando comigo?". Henry, não menos transtornado, responde: "Sim, e 'quero' você". Foi a primeira vez que Henry viu Júlia indo embora, e ela foi, mas voltou, e voltaria sempre.

Três anos depois, já na Sorbonne, Júlia casou-se com Henry. Claro que Antonio e Ana Carolina foram os padrinhos de casamento. Henry apaixonou-se também pelos vinhos do Douro, desde a visita que fez à cidade do Porto. Patrick casou-se com uma inglesa, filha de um dos donos de uma grande grife de vinho do Porto. Todos estão magros, todos estão bem. Agradecimentos aos vinhos e um muito obrigado, doutor.

A GLÓRIA DE UM GORDO

O aeroporto é em Fiumicino, província de Roma; a data, 7 de setembro de 2004. Aqui, data nacional, lá, a polvorosa era resultado das possíveis bombas em pontos estratégicos do aeroporto Leonardo da Vinci. Aproximava-se o aniversário de três anos daquele terrível 11 de setembro americano, e, por que não dizer, de todos nós. Glória, a bela Glória de olhos com um azul de tal violência que após vê-los seremos sempre um pouco saudade. Todo o aeroporto já era fuzilado pelos olhares dessa brasileira – provavelmente era mesmo isso que inebriava todo o local, propiciando aquele clima cinematográfico de suspense, algo entre Hitchcock e Spielberg. A internet arrebatou Glória, mais precisamente Lorenzo conquistou a musa. O sincero, gentil e incrivelmente lindo Lorenzo seguramente era a paragem que o destino preparou para caminhar até o tempo da delicadeza com nossa linda paulista de Ribeirão Preto.

Sabiam detalhes um do outro, uma combinação matemática, filosófica e espiritual, impossível antes da era Bill Gates. Os 32 anos de Glória conviveram com ciumentos namorados e dietas aliadas ou não com medicações para emagrecimento. Não imagine nossa personagem gorda. Glória nunca se imaginou gorda e de fato nunca esteve, especialmente aos nossos olhares mortais, pois ela sublima tudo que não seja perfeito. É segredo dela. Os mais íntimos suspeitam de pelo menos uma, ao menos uma lipoaspiração, mas é só suspeita. Filha única, mãe pianista e pai fazendeiro, resultou jornalista. Nem precisava, mas fala muito bem, encanta com linguajar rico e complexo, contagia. Existe sim um Lorenzo brasileiro, de nome Pedro, muito diferente do Lorenzo romano que está desesperado com a interdição da estrada Roma–Fiumicino e sabendo que o avião já aterrissara quando surgiu o alerta vermelho e se sente culpado por não ter chegado antecipadamente. Pedro é casado há nove anos e tem dois filhos, vive em harmonia com a esposa e em agonia com seu coração, que é de Glória, e com o coração de Glória, que é seu, mas quer ser de Lorenzo, ou melhor, precisa ser de Lorenzo, o romano perfeito.

Lorenzo não consegue chegar ao aeroporto, mas Pedro não resiste ao celular, em *roaming* aguardando o italiano. A brasileira percebe o peito detonado quando a voz do Gordo (apelido de Pedro) lhe acaricia os tímpanos. Do Brasil, Pedro deixa escapar uma lágrima, que escorre entre os seios de Glória, seios que são do Gordo, mas esperam por Lorenzo que não consegue chegar.

O italiano é apaixonado pelo Brasil. Quando encontrou sua cara-metade pela internet, o já divorciado médico endocrinologista veio conhecer a perfeição, e não poupa esforços desde então para mostrar seus predicados, invejáveis, conforme dito, em parelha com os de Glória. Os 42 anos de Lorenzo permitem aquela impressão de domínio exercida por discretíssimas rugas. As mesmas que nas mulheres parecem desonestamente prenunciar a chegada do silêncio ovariano praticam na face masculina uma expressão de pronto, no ponto, no máximo, e mais, não prometem efemeridade, apontam mais décadas. Com tons de Keanu Reeves, o quarentão, querendo ou não, bota mesmo banca por todas as sete colinas da cidade que alberga o Vaticano.

Com olhar quase de idiota, o nosso anti-herói Pedro passa a ideia de sempre estar com fome, e realmente está. Gordo se diz fã de baladas, desde que tenha muito churrasco, cerveja e gente, gente que saiba falar de futebol. Adora os Estados Unidos, ama Miami e Orlando, para ser mais preciso, e mostra com orgulho os dois ternos que comprou em uma ponta de estoque da Hugo Boss e nunca usou. Pedro não usa ternos, não fala língua estrangeira, lê diariamente tabloides esportivos, e de intelectual, mesmo, só um livro de Drummond, e deste uma poesia que finda com: "êta vida besta meu Deus".

Mas a saudade, longe de ser somente um charme brasileiro, escandaliza a alma de Glória dentro do saguão do aeroporto. Era alarme falso, não existe ataque terrorista. Glória está em Roma e amanhã tudo continua: tirar a roupa para Lorenzo e ter orgasmos para Pedro. E Pedro não emagrece. Glória sabe mesmo é que Pedro não cresce. A rotina de esperar é vazia, mas a musa sabe que nunca se está vazio quando se tem alguém na lembrança, mas Gordo não pensa, não dá esperança, entra Lorenzo e Glória beija Pedro.

O celular, único vínculo, é morto, e quase sem vida nossa brasileira faz Roma palpitar *full time*, *tutti giorni sono belli con Glória a Roma*, todos os dias são cinzas sem Glória em Ribeirão Preto. Não aceita notícias de Pedro, "ama" Lorenzo.

Três anos depois, o impossível, ou pelo menos o inimaginável três anos antes: Pedro, no melhor restaurante de Roma, gel nos cabelos, magro, comentando em italiano um estrelado vinho Brunello di Montalcino com o *sommelier*. Lindo, sozinho e de terno, fulmina as retinas de Glória e, ao perceber a paralisia atônita de sua dona, dispara: "Não perdi peso de saudade, mas deixei-o por ela. Preciso de você com esta imagem, é assim que estarei no Brasil, com o mesmo olhar que envenenou você e o sentimento que nenhuma distância seria capaz de retirar de mim. Curiosamente, também procurei um endocrinologista para entender que sempre vou 'estar' seu".

O MEU MAIOR AMIGO

Maurice era daquelas pessoas que fazem questão de demonstrar amizade. Deixava explícito que em caso de necessidade ele estaria pronto a ajudar, sujeito da mais fina linhagem espiritual. De seu mesmo, só o *deux chevaux*, um Citroën 1973, do qual o máximo que permitia aos amigos era o banco do carona. Ninguém que eu conheça foi agraciado com as chaves da relíquia da indústria automobilística francesa, nem mesmo por alguns minutos, ainda que burburinhos tenham brotado de que, após grande bebedeira em Saint-Tropez, a namorada daqueles dias teria conduzido o carro de volta a Saint Paul-de-Vence, onde vivia na casa de uma tia. Aqui a informação carece de detalhes.

Grand Maurice, como era chamado por todos, nascera em Épernay, na região de Champagne, e só se decidira pela Provence aos 41 anos, segundo ele, impulsionado por uma desilusão amorosa. A noiva se decidira às vésperas do casamento pelo chefe de Maurice, que comandava meu amigo em projetos de recuperação e manutenção de estradas. A tia me contou que provavelmente a pretendida se cansou do gosto do moço pelas borbulhas mágicas do champanhe, principalmente de Épernay, terra da Moët et Chandon, empresa que entre outras faz o maravilhoso champanhe Dom Pérignon, sobre o qual Maurice não cansava de informar detalhes. Até há pouco tempo, ao final de grandes bebedeiras o rapaz ainda gritava: "Um Dom Pérignon pra fechar a conta!".

Mas com bebidas ele não vivia só de lembranças. Os vinhos do sul do Rhône, especialmente o Châteauneuf-du-Pape, já se estabeleciam entre as suas bebidas favoritas. Em algum momento de nossos encontros Maurice nos dava alguma explicação histórica quanto à enogastronomia da mesa, e não foram poucas as vezes que repetiu sobre as origens do vinho papal. O rei Filipe IV, o Belo, iniciara em 1301 uma grande briga com a Igreja Católica na intenção de cobrar impostos da Igreja na França, o que levara à morte o papa em exercício, e o rei, bonitão mas malvado, ainda conseguiria nomear um bispo francês, Clemente V, como papa. E como se isso não bastasse, transferira o papado para Avignon em 1309. Tudo certo para Filipe, que morreria em 1314, enquanto o papado permaneceria por ali até 1377. Se o Palais des Papes foi construído em Avignon para abrigar o papa, também para ele foi feito um novo castelo nas proximidades, cercado por vinhas, para se fazer o hoje mundialmente conhecido vinho Châteauneuf-du-Pape. Aulas de Maurice.

O adjetivo Grand era justificado pela altura, pelo peso, quantidade de bebida e por tudo que envolvesse Maurice. Tudo tinha exagero, e provavelmente isso tenha cancelado seu casamento.

Conheci Maurice dois anos antes de iniciar meu curso de medicina, ele era barman do bar de um grande hotel em Nice, onde meu pai era *chef* e referência da cozinha de Provence. O danado se mostrava muito interessado também por culinária e estava sempre disposto a sugar conhecimentos de meu pai. Quando estávamos em alguma conversa, junto a alguns vinhos ou champanhes e mulheres, especialmente quando estava presente o último item, o moço se lembrava de que fizera três anos de curso de culinária no Instituto de Paul Bocuse, em Lyon, com desempenho que teria feito o mestre pedir sua permanência como seu auxiliar. O pupilo eventual de meu pai não me incomodava. Maurice não incomodava nem mesmo mentindo... Era legal para todos nós mergulhar no mundo irreal daquele sujeito.

O que nos preocupava era que Maurice não se importava consigo mesmo. Hipertenso que era, e com ganho de peso progressivo, as únicas providências que tomara naqueles tempos foram utilizar adoçantes artificiais e fumar seus cigarros até a metade, porém duplicando o número deles. Já próximo à minha partida para a faculdade, ele admitiu procurar um endocrinologista, mas, alarmado com uma noite de insônia e com os conselhos de não misturar bebidas com os remédios para emagrecimento, preferiu se defender, se aliando a uma ala – que inclui médicos – que ferrenhamente faz críticas às medicações para emagrecimento. Provavelmente agradou a algum cirurgião cardíaco, quando eu ainda cursava meu quarto ano de faculdade, necessitando de uma cirurgia de revascularização miocárdica. Deve ter igualmente agradado aos laboratórios farmacêuticos, pois passou a usar rotineiramente os vasodilatadores coronarianos e, ao que me consta, ao mesmo tempo teve inserido o tratamento para a diabetes, outra consequência nefasta dessa terrível doença chamada obesidade.

Mas ainda em tempos pré-complicações ele descomplicava a vida da gente. Nas poucas horas livres das férias de verão, quando Nice faz jus ao título de maior balneário mediterrânico da França e simplesmente fica abarrotada, o Grand Maurice arranjava tempo para nos contar uma bela história na Promenade des Anglais, concomitantemente a explosões periódicas nas retinas, provocadas por bocas, coxas, olhos, seios e cabelos que às vezes eram loiros, outras vezes castanhos ou pretos, numa mistura semelhante às tantas mulheres que Maurice conquistara, ou ao menos brilhantemente nos contava, quase em versos, quase poesia, assim como é Provence.

Eu estava em Nice num daqueles feriados da faculdade, ainda no primeiro ano de meu curso, quando me contou estar muito bem sentimentalmente, ocupando seu tempo em St-Paul-de-Vence com aulas de pintura, e com sua professora estaria a ensaiar traços que lembravam Picasso. Porém, sua situação era muito melhor que a do espanhol criador do movimento cubista. Pablo Picasso mendigava sua permanência trocando seus quadros para se manter nesta linda vila próxima de Nice, e Maurice era quase um aristocrata genial encontrando sua vertente artística. A melhor parte é que a professora admirava tanto o Grand Maurice que o estava namorando, e já de sobreaviso fui conhecer a "Brigitte Bardot". Com as descrições que me foram entregues por Maurice, a dona do coração do bom gordo seria algo parecido com a musa ainda rainha de St-Tropez.

Se eu pudesse, voltaria no tempo. Queria poder dizer a Maurice que a moça era linda, dizer que ela tinha virtudes que eu nunca tinha visto em nenhuma outra mulher. Se Deus me permitisse, diria, mesmo mentindo, que qualquer homem sonharia com sua "Brigitte Bardot". Mas eu não disse. Inconformado com a comparação fiel que fiz da moça com a íbis, ave relíquia da Camargue, dado o grande bico só mesmo comparável ao nariz de sua amada, e com a agravante de as pernas do pássaro demonstrarem mais elegância que a dita cuja, Maurice me deserdou de sua amizade. Acho que o fato de a pretendida ter nascido em Arles, um portão natural para a Camargue, região com fauna e flora indescritíveis, incluindo o raro íbis, acabou me prejudicando um pouco mais. Restara um tom menos hipotético e mais concreto à minha elucubração.

Parti de volta para a faculdade com um misto de raiva e remorso que fez com que, ao saber que a "íbis" o abandonara, eu tivesse um mesquinho sentimento de alegria. Sabia do gordo e sabia que o gordo procurava saber de mim, nos preocupávamos um com o outro, mas não nos falávamos. Não fui visitá-lo quando operou o coração, não fui visitá-lo quando infartou. Acho que imaginei que a minha pretendida endocrinologia chegaria a tempo para eu correr para emagrecê-lo. Acho que ele também esperava por isso. Ele sabia que mesmo a distância gerenciava em parte meu destino.

Ainda hoje, quando volto a Nice, volto a Promenade des Anglais e fico escutando novamente Maurice, seus grandes amores, grandes feitos, fico pedindo a Deus que ele possa me ouvir, talvez medicá-lo, ainda que fosse trocar o infarto por medicações de emagrecimento, o que para alguns parece menos inteligente. Em pensamento lhe digo que queria ter estado presente nos momentos nos quais precisara de mim, quando sua professora de pintura se cansou do substituto de Pablo Picasso, provavelmente por não ter o que ensinar para Maurice, o melhor pupilo de Paul Bocuse, o maior conhecedor de champanhe, o melhor barman de Provence, o melhor gordo do mundo. E, principalmente, o melhor amigo que tive.

Mando recados em orações para Maurice. Digo em murmúrios que se cuide por lá, mas meu raciocínio cético entende que ele não me ouve. Desconfio da existência pós-terrena e só me consolo quando escuto o ronco da pérola automobilística do rapaz. É um verdadeiro escândalo quando vou à casa de sua tia e ligo a raridade. É para se ouvir de ponta a ponta da costa mediterrânica francesa. Reformei seu Deux Cheveaux, mas não o levei comigo. Algumas coisas são únicas e de apenas um; só Maurice poderia dar o destino ao seu carro, somente ele poderia decidir cuidar de seu peso. Não o fez e o peso cuidou dele. Já a "íbis", bem, essa pode até não ter cuidado muito bem de meu amigo, mas expõe orgulhosa os traços cubistas de seu melhor aluno.

A SUSTENTÁVEL LEVEZA DE BORDEAUX

Desci desatento do voo Air France com origem em Paris, atravessaria atônito por todo o saguão do aeroporto e continuaria envolto na abstração não fosse o policial me avisar que o paletó que eu depositara sobre a minha mala havia caído aos pés do educado guardião da cidade de Bordeaux. Não teria ido a essa cidade já por seis vezes não fosse minha paixão por vinhos, mas o amor pelo mundo de Dionísio não era a razão da sétima aterrissagem à cidade. Estava ali por Caroline, a médica bordalesa que me bombardeara com um olhar que nem mesmo tinha minha direção, mas me acertara com precisão cirúrgica na fila para o táxi no aeroporto Charles de Gaulle, três meses antes.

Dia chuvoso, com poucos carros, muito provavelmente com dificuldade de retorno de Paris em razão do mau tempo, eu já era o primeiro da fila, à frente de um senhor que aparentava uns 70 anos. A moça já perseguida e assimilada em detalhes pelas minhas retinas se aproximou rapidamente do início da extensa fila e tentou balbuciar algumas palavras àquele septuagenário, com seus lábios trêmulos, de quem estava desprotegida, sozinha, perdida e, além de tudo isso, atrasada.

Eu, genialmente, provavelmente orientado por anjos ou afins, nos milésimos de segundo entre o balbuciar e a possível primeira palavra audível daquela musa, disparei quase como um tiro à queima-roupa: "Dê-me sua valise, estamos indo para o mesmo lugar". Sempre pensei me enquadrar naquele perfil de retrossexual, que tem agradado tanto às mulheres, e, forçando um ar de Sean Connery, achei ter conquistado o sorriso da moça e sua companhia.

Mas, ao entrar no táxi, a moça apressadamente foi avisando o taxista: "15, Rue de l'École de Médicine si'l vous plaît". E não se fez de desentendida. Virou-se rapidamente para mim e disse: "Se o seu destino estiver no caminho, você pode descer e eu pagarei o táxi, do contrário, por favor, espere que cheguemos à escola de medicina e depois tome o caminho que precisar". Não nego que esperava outro procedimento daquela candura em forma de mulher, talvez uma apresentação ou ao menos um "muito obrigada". Mas naqueles instantes de total hipnose ou insanidade, eu só queria me assegurar de que aqueles lábios já completamente seguros do que dizer, que até havia alguns instantes eram pedintes e indefesos, tinham endereço, ou, mais precisamente, onde residiam.

Com o celular colado à orelha direita, exatamente o ouvido que estava mais à minha voz, minutos irrecuperáveis eram gastos em conversas nervosas, das quais a única serventia foi a de me certificar de que a princesa era médica e a pressa era justificada pela defesa de sua tese de mestrado que se iniciaria em 40 minutos. O desespero tinha razão óbvia, mas não explicava o aeroporto. Nos últimos dois minutos da viagem a generosidade aflorou de seu coração, e ela, com a mão que colocara o celular na bolsa e jogara os cabelos lisos e negros para trás, apertou minha mão agradecendo a gentileza. Eu só tinha alguns segundos e necessitava de precisão na provável única frase que lhe diria, e naquele momento de novo, como um general acostumado às decisões cruciais, fuzilei: "Quando posso lhe emprestar o táxi novamente?". Com uma nota de 50 euros na mão, respondeu: "Pague o táxi em seu destino". O gesto austero me permitiu mais uma frase. E não perdi tempo: "Por favor, foi um prazer, em um outro dia aceitarei um café". Além de mais um sorriso, ganhei outra informação: "Sou de Bordeaux".

Um desnecessário vão da rua entre as duas esquinas em que descera do carro lhe tirara a proteção dos prédios contra o vento e a chuva, rumou então no mesmo sentido em que seguíamos, mas cobrindo a cabeça como quem se protege de fotógrafos, e assim eu não conseguia enxergar seu rosto. Por outro lado, o mau tempo retardava o trânsito o suficiente para permitir que o táxi caminhasse ainda alguns segundos no passo da estonteante médica. Foi então que pude admirar o pouco que restava descoberto de sua face através do vidro traseiro do táxi. Acho que aí ela percebeu minha vigília, pois finalmente mirou meus olhos.

Bordeaux, a quinta maior cidade da França, era sua cidade natal, que só abandonara para o curso de medicina no endereço onde naquele dia ela poderia ter ido pela última vez, ao menos como rotina, pois já se estabelecera como médica endocrinologista em sua cidade. Caroline desenvolvia estudos da relação de elementos no vinho que pudessem ajudar no emagrecimento e na longevidade.

Bordeaux facilitava sua empolgação pelo tema. Desde a Idade Média a prosperidade da cidade dependia do vinho; de 1154 a 1453 Bordeaux esteve sob domínio inglês e praticamente todo o vinho era destinado à Inglaterra, gerando grandes fortunas para os comerciantes envolvidos no negócio. Após a Guerra dos Cem Anos (1337 a 1453), Bordeaux voltaria ao domínio francês, mas o comércio de vinhos entre Bordeaux e a Inglaterra se perpetuaria, assim como consolidaria a cidade como grande polo comercial da França, pelo seu porto, o segundo mais antigo da França.

Um dos polifenóis presentes no vinho, o resveratrol, era o mundo da musa naquele instante. Não demorei a descobrir o foco de pesquisa de minha pretendida, pois, quinze minutos depois que a vira pela última vez, estava eu na frente do mural na secretaria relacionada à defesa de teses. Era a segunda vez que abandonara meu destino por Caroline. A primeira fora ainda dentro do táxi, quando passamos em frente à Porte de Vincennes e o coração no comando quase desonesto do cérebro não permitira a emissão da voz para orientar a parada.

Eu poderia esperar a bordalesa ao pé da Faculdade de Medicina da Sorbonne, mas não o fiz. Calculei o estresse, somei ao meu medo e subtraí de minhas expectativas: o que restou foi desespero, e meu. Contas eu dominava bem, economista de formação – ainda que administrasse os negócios de meu pai e exercesse apenas parcialmente o ofício, sabia que na aritmética do coração os resultados dependiam muito mais da sensibilidade. Mas não foi difícil saber o endereço e o telefone do consultório de Caroline em Bordeaux, assim como seu e-mail.

É engraçado como diante do teclado do computador encarnamos uma conduta quase visionária, em que nos é permitida a estratégia de reler o plano enxergando sob a ótica do outro lado da trincheira e imaginar se o alvo terá tempo de interpretar o ataque ou quedará inerte diante de abordagem bélica tão irrepreensível. Pois bem, munido dessa ardileza lúdica, refiz ao menos cem vezes o que em outros tempos seria chamado simplesmente de carta de amor. O tremor da mão que continha o indicador que detonaria o envio daquele ataque nuclear só seria comparável ao da mão do americano antes de derramar a bomba radiativa sobre Hiroshima. E lá, como cá, nada mais seria como antes.

Soube de sua vida, descomplicada para ela, não para seu ex-noivo, que imaginou Caroline médica de uma pequena cidade próxima a Lascaux. Pouco para ela, ou um pedido muito grande para o sentimento modesto que Caroline nutria por ele. Eu, certo das incertezas do casamento, trafegava de sonho em sonho, vivendo ora curtas, ora longas-metragens, mas sempre com roteiro estabelecido.

Não contei a minha "rotina cinematográfica" a Caroline. Pela primeira vez na vida pensei na possibilidade da escravidão como minha única saída e já não me imaginava sem Caroline, nem mesmo sem o computador, pois na primeira vez em que Caroline voltou a Paris, quarenta dias depois de nosso primeiro passeio de táxi, consegui, fora da internet, lhe fazer companhia para um *hot dog* diante da Place de Dauphine. Ela me olhava nos olhos e eu conseguia retribuir o olhar, mas, assolapado pela adrenalina descarregada a cada atenção de seu olhar, ali, sem o *back space* do teclado, sem poder reler o que eu tivesse escrito, reinei vegetal por quinze minutos.

Consegui me antecipar e pagar a pequena conta. Ouvi então a frase mais importante da vida até aquele momento: "Posso te oferecer um táxi ao aeroporto". Consegui sorrir. Um grande *upgrade* comportamental para quem naquele momento pertencia ao reino vegetal. Exatamente como naquele dia, o aeroporto Charles de Gaulle me viu por várias vezes pelo único motivo de minha existência, Caroline. Para pegá-la ou para deixá-la, lá estaria eu, que já em sua próxima chegada, com flores e sem computador, ganhei um beijo lascivo de uns dez minutos, com explosões hormonais públicas. Nos veríamos algumas vezes em Paris, mas a Bordeaux dos vinhos só saberia ser a Bordeaux da mulher da minha vida quando, após resgatar o paletó das mãos do policial, citado no início do texto, parti resolvido aos braços que me aguardavam.

Caroline exalava felicidade, por mim e também pelo resveratrol, pois havia demonstrado que esse polifenol foi capaz de fazer com que camundongos, mesmo em dieta sem restrição calórica, emagrecessem e também vivessem mais. Não nego que vi meus quilos extras fora do corpo que não lhes pertencia, porém, a hoje mãe de minha filha Isabelle logo repôs os pneus gordurosos em seu lugar de origem, pois os níveis de resveratrol alcançados nos camundongos que trouxeram a conquista para o mundo do Mickey só seriam alcançados em humanos com centenas de taças de vinho diariamente. Por outro lado me acalentou: talvez exista um efeito acumulativo do resveratrol nos bebedores moderados ao longo dos anos e, além disso, os outros polifenóis do vinho já demonstraram participação na longevidade de várias populações estudadas. Quanto ao peso, é perfeitamente possível emagrecer tomando o líquido mágico, é só substituir parte da dieta (equilibrada) pelo vinho, e não apenas somá-lo.

O assunto dos camundongos me distraíra. Agora eu me via à porta de uma bela casa em Bordeaux, que hoje é meu destino em dias de festa, mas ali ressonava em meu coração algo parecido com a minha escola no primeiro dia de aula. Dois anos depois, aquela seria a casa de meus sogros, eu não seria pretendente, e sim marido. Ah, os quilos a mais, mandei embora; não pegaria bem a história de que até os camundongos emagrecem com minha esposa, menos eu.

Fininho, o imperador

Fininho não era apenas magro, era pequeno, ágil, disposto, com todos os atributos necessários para um jóquei. Seu pequeno tamanho não proibia a admiração de todos por sua versatilidade. O pai, rico comerciante de Estrasburgo, é figura constante nas corridas de cavalos de Chantilly, apesar da distância que separa as duas cidades, possuindo nada menos que onze cavalos de competição, mantidos a alto custo nas proximidades da cidade das corridas e do belo castelo. Como eu disse, Fininho tem tudo para ser um jóquei, e é, ou, melhor dizendo, Fininho foi um pequeno grande jóquei até há três anos, quando ganhou o cobiçadíssimo troféu Prix de Diane-Hermès.

Ainda que fosse além da média na condução de cavalos de competição, Fininho gostava de quase todos os esportes, e saía-se bem em boa parte deles. O pai sempre o apoiou, e aos 26 anos o moço, de pesado, mesmo, só havia levantado sua motocicleta em suas quedas em ralis. O pai, que sofre com a lembrança do filho mais velho que morrera de overdose de heroína, tinha preocupações com Fininho apenas quanto ao excesso de esportes radicais praticados pelo filho, principalmente paraquedismo e ralis de motocicleta. Acredite se quiser, o desempenho do moço nesse pluralismo esportivo resultava em prêmios suficientes para pagar seus gastos absurdos com modalidades caras de esporte e ainda permitia a aplicação do excedente, guardado em bancos. O pai, satisfeito com tudo, já admirava o fato de não ser solicitado havia anos para pagar algum cartão de crédito de seu filho, que na adolescência era conhecido como "pequeno Napoleão", pois além de comer muito rápido, pelos cafés e restaurantes de Estrasburgo, costumava deixar um cartão do pai como garantia de que voltaria para pagar. Diferente do maior general francês da história, que, pelo que consta, deixava seu chapéu como garantia quando não tinha dinheiro para pagar a conta.

Após a conquista do Prix de Diane-Hermès, o que para muitos o colocava no rol dos gênios esportivos, já que sua dedicação aos cavalos era apenas parcial, partiu com a namorada abraçando seu abdômen sobre uma motocicleta para Biarritz. Fininho até para relaxar precisava de esportes, e surfe, ainda que estivesse incluído nos seus esportes de menor desempenho, era um desafio do qual nunca desistira. Apesar de ser uma pessoa de pouca ostentação, nunca dispensou bons hotéis. Mais precisamente, sempre optou pelo melhor hotel de onde estivesse – no caso de Biarritz, o Hotel du Palais, o preferido da esposa de Napoleão III, era o endereço de Fininho. Logo cedo era aguardado à saída do hotel pelos amigos locais. Era mês de junho e a cidade nessa época lembra algo semelhante ao paraíso. Suas pranchas tinham endereço, e, mais importante que isso, tinham tamanhos ajustados para seu *layout*.

Seis meses depois, Fininho acordava de um coma que durara o suficiente para o pai tornar-se obeso e ter desenvolvido diabetes e hipertensão. A namorada, em depressão e também obesa, e Fininho, afastado de tudo, também gordo. Nos dias que se sucederam após o mundo fazer parte do cérebro do agora gordinho, e o cérebro dele fazer parte do mundo, o que menos importava era o peso. O cérebro do apenas razoável surfista foi atingido por uma prancha de alguém que surfava por perto. Quando Fininho caiu em uma onda, a prancha do companheiro a alguns quilômetros por hora atingiu o crânio e o cérebro do pequeno grande jóquei.

Um ano depois de acordar do pesadelo, milagrosamente, ele já se lembrava de tudo, corria diariamente, esforçava-se, com seu pai e sua namorada, em dietas equilibradas e de baixas calorias. Desta vez, os melhores resultados não foram do talentoso esportista de Estrasburgo, e sim do pai e da namorada. Por ironia, apesar de ser pelo menos razoável em tudo que fazia, no jogo de seu retorno à vida nem mesmo o papel de bom figurante era conquistado pelo apaixonado dos esportes. Não lhe faltava vontade, tampouco disposição. O mundo continuava a excitá-lo, provocando seus instintos de competição. E em um ano não conquistara nada além da admiração de todos que o conheciam pela notável determinação que o fazia comparável, na opinião de muitos, a ninguém menos que o grande general Napoleão Bonaparte, agora não pelas contas deixadas em espera em algum café ou restaurante. E que me perdoe o imperador, mas imagino o marido de Josefina menos ágil que nosso pluriesportista.

Claro que havia lógica: um organismo intrépido, de súbito em repouso... Não, o médico endocrinologista, Antoine Philipe, que curiosamente vivendo na divisa da França com a Alemanha tinha ascendência na Córsega, não aceitou a hipótese mais simples, desconfiou da possibilidade de que o trauma no cérebro de Fininho tivesse sido tão grande à época que poderia ter levado ao comprometimento da hipófise, uma pequena glândula que se encontra na base do cérebro e, entre outras coisas, é o órgão responsável pela produção do hormônio do crescimento.

Não pense que o doutor se preocupava com o 1,56 metro do moço, pois quando garoto foi investigado para a possível deficiência de hormônio do crescimento e constatou-se que estava tudo absolutamente normal. O que o médico suspeitava era da falta do hormônio do crescimento naquele momento, o que justificaria muito do que se passava com Fininho. O hormônio do crescimento, que há bem pouco tempo era visto apenas em sua função de fazer crescer organismos jovens, faz muito mais que isso. Na vida adulta esse hormônio se relaciona com o dinamismo, a tonicidade muscular, a diminuição da deposição da gordura abdominal (sabidamente a gordura mais relacionada com doenças cardiovasculares) e uma série de outras funções que o colocam hoje no topo das investigações científicas.

A investigação mostrou que nosso esportista apresentava, aos 29 anos, um déficit na produção do GH, o que forneceu subsídio para que fosse iniciada a reposição desse hormônio, com obediência a protocolos médicos preestabelecidos. Com exercícios regulares, nosso amigo reassumiu a disposição de sempre, conseguindo se reorganizar e criar projetos para as lojas de artigos esportivos do pai, que agora controlava o diabetes apenas com dieta e eventualmente com tratamentos curtos para emagrecimento. A namorada conquistou status de esposa, merecidamente, e aguarda o primeiro filho da prole da dinastia Fininho.

Atualmente a maior paixão de Fininho está a poucos quilômetros dali. A rota do vinho entre Molshein e Thann é a praia, a trilha, a pista de corridas de cavalos, o paraquedas e tudo de que o moço precisava para iniciar uma verdadeira obsessão: o comércio de vinhos, principalmente entre a Alsácia e Londres, na Inglaterra, em um incrível show de capacidade administrativa, de marketing e desenvoltura de um negócio que até havia pouco não tinnha conhecido nem mesmo em revistas ou jornais. Definitivamente considerado o Napoleão da Alsácia, apesar do bem-sucedido negócio entre a Alsácia (que em 1870 Napoleão III perdera para a Alemanha) e os ingleses (que mantiveram Napoleão Bonaparte no exílio em Santa Helena de 1815 a 1821), estabeleceu Colmar como seu ponto de referência. Ali ele gosta de tudo, mas adora mesmo os cafés da Place des Dominicains, e os cafés adoram o pequeno grande general. Nada mais justo para um imperador.

Cuidados de amigo

Se o engenheiro químico Gustave Eiffel, em vez de trabalhar na indústria de mostarda da família em Dijon, fez voo solo como talentoso criador de projetos, que até hoje fazem parte do cenário urbano de algumas cidades do mundo, seu conterrâneo Dagobert optou por caminho diferente. Filho de um grande comerciante em Dijon, Dagobert estudou economia em Paris, mas mesmo não sendo exatamente um grande economista, passou a representar em Paris uma grife de mostarda da família e é um sucesso. Solteirão convicto, aos 39 anos o danado faz inveja a muito hollywoodiano heterossexual na arte de conquistar mulheres. Levita e quase se transforma quando a testosterona lhe toma o cérebro ao avistar uma linda presa. Faz gosto ver do que é capaz. Dizem que é ético, e mulher casada só se ela iniciar o flerte.

Talvez essa aura de bandido bom tenha lhe propiciado um rol de grandes amigos tão vasto e plural que o faz acolhido como parte da família em pelo menos uns dez bistrôs pela grande Paris, adicionando à lista muitos artistas plásticos, romancistas e um consultor de moda. Especialmente o item consultor de moda o faz muito chateado ultimamente. Há poucos dias, em Paris, Dagobert desmarcou todos os compromissos que pôde para ir a Chantilly, cidade conhecida como a capital das corridas de cavalos da França, carregando no semblante alguma grande preocupação ou raiva, talvez os dois.

Seu grande amigo Louis-Philippe é consultor de moda, tendo recentemente lançado um livro sobre o assunto que vem se tornando uma bíblia entre os envolvidos na área. O expert é recluso em Chantilly, pois com sua timidez e 146 quilos não se sente à vontade na roda dos antigos amigos de Paris. Dagobert há poucos dias recebeu em Dijon o livro do amigo pelo correio, mas, talvez o destino quisesse assim, só o folheou após entrar no TGV (trem de alta velocidade) em Estrasburgo com destino a Paris, em uma viagem que mudaria a sua vida.

Em Chantilly, já diante de seu amigo Louis, desfere a frase:

– Você precisa emagrecer, gorducho, tomar conta de você. Essa gordura vai acabar te matando!". E continuou: "A impressão que dá é que você não lê jornal, não vê televisão e não tem espelhos. Oitenta por cento dos diabéticos são gordos, a maioria teria o aparecimento da doença retardado se estivesse magra, boa parte nem tomaria medicação se emagrecesse, boa porcentagem das doenças coronarianas não existiriam, muitos cânceres não ocorreriam... deixa de ser tonto, te cuida, cara!".

Assim, sem entender e perturbado com o olhar de ódio de Dagobert, Louis pede justificativas pela fúria.

E Dagobert, absorto em algo inquietante, em uma hemorragia vocal, desanda a falar para o bom gordo.

– Vou te contar. Não me faz bem, mas vou contar. Há três dias estava em Estrasburgo negociando a representação de uma marca de salsichas, com acerto fácil, e me permiti ir direto a Paris para dar sequência ao acordo. Subi no trem e decidi abrir seu livro. Você sabe que entendo pouco dessas coisas, mas queria ver dedicatória, introdução, de repente até a sua foto, essas coisas que dão aquele orgulho idiota na gente quando um amigo vai bem. Já perto da hora de partida do trem, sentou-se ao meu lado uma mulher, uma mistura de Sharon Stone, Julia Roberts e Demi Moore, e ainda exalava um *blend* de Chanel,

Bulgary, Carolina Herrera e mais hortelã, menta e um pouquinho de cassis que escapava do hálito. Sonho em carne e osso.

– Catherine tinha 36 anos. Divorciada havia quatro meses, estava ainda combalida com o fim do casamento de dezessete anos com um banqueiro doze anos mais velho e pai do único filho de Catherine que se decidiu por uma moça de 23, modelo fotográfico como Catherine até seu casamento aos 19. Catherine não imaginava o casamento desfeito, coisas da rigorosa criação que os pais lhe impuseram, mas seus limites foram alcançados quando o tal banqueiro foi flagrado por um *paparazzi* no bar do Hotel Crillon, próximo à Embaixada Americana. Entendi que o que a feriu de fato foi que ali, justamente ali perto de onde Robespierre havia mandado tantas cabeças para a guilhotina, no mesmo bar do mesmo hotel, a então jovem Catherine não entregou só o pensamento ao galanteador banqueiro, mas principalmente o coração.

– Tudo me sensibilizava. Quando eu via um brotinho de lágrima se formar, me punha em estado de alerta, me preparando para interceptar a lágrima na altura da boca com meu lenço. Eu fervia a cada palavra, excitado e enlouquecido como nunca antes. Não percebi que a sua publicação, gorducho, caíra aos pés da deusa que, sem me dar tempo, agarrou-se ao livro logo perguntando como eu conseguira espécime tão raro, que era sua única vontade nos últimos vinte dias. Assegurando-me de que ela não conhecia o autor do livro, fui logo me intitulando o criador da criatura tão desejada pela única mulher que eu amei de fato até hoje. Que loucura! Trinta minutos depois, com minha boca sorvi uma de suas lágrimas na altura de seus lábios, agora lágrimas brotadas por risos, e de imediato provei o melhor beijo que Deus já permitiu a um mortal. Jurei que a amava desde a decisão do criador de enviá-la à terra e que me faria muito bem ser sua companhia naquela noite em um jantar, precedido por um champanhe no acolhedor e aconchegante bar do meu hotel. Os adjetivos cedidos por mim ao local que sugeri para o consumo da bebida favorita de Sir Winston Churchill incitaram Catherine imediatamente a perguntar qual era o meu hotel. Resposta curta: Hotel Crillon. Ao bom entendedor, duas palavrinhas bastam.

– Eu pensei mesmo em sair daquele bar e jantar, era ela a mulher da minha vida, estava certo disso e queria coroar aquela noite com um jantar histórico, talvez Alain Ducasse ali no Plaza Athénée ou mesmo no Crillon, na maravilhosa cozinha de Jean François Piège. Não foi isso que o tal banqueiro proporcionou quando, no finzinho do champanhe, invadiu o nosso bar com sua nova namorada. Sugeri a Catherine que fôssemos embora, mas ela não quis. O banqueiro desdenhava, mas não estava à vontade. Eu e Catherine estávamos no segundo champanhe quando o banqueiro, pelo meio de sua garrafa, levantou-se e partiu com pés de assaltante noturno de casas. Durante todo o tempo falávamos de seu livro, gordinho suicida, e quando eu prometi que no quarto do hotel eu lhe autografaria o dito cujo, foi o golpe de misericórdia. Não precisei pedir, ela trocou seu vestido todo branco e as rendadas lingeries de mesma cor pelo livro que estava sobre a cama, só tomando o cuidado de pedir meu autógrafo antes do ocorrido.

Naquele momento Louis-Philippe não se contém e quase em convulsão de fúria explode com o amigo:

– Você me impressiona, Dagobert. Pelos cuidados que não tomo com a minha saúde você vem a Chantilly, só me agride desde que chegou, conta que se passou por Louis-Philippe pra conquistar a mulher da sua vida, se passou por Louis-Philippe pra levá-la pro seu quarto no hotel e se passou por Louis-Philippe pra lhe tirar a roupa... e reclama do quê?

– O problema que me angustia desde aquela noite, meu amigo Louis, é que, após Catherine tirar a roupa, você, por conta desses tantos quilos, simplesmente brochou, não funcionou, abortou a missão. Por isso eu vim pra te pedir, cara, emagrece, pelo amor de Deus, por Dijon, por Paris, pela França e, por que não dizer, emagreça também por este seu amigo e "seus" futuros filhos.

Mel, queijos e os parisienses

Paris apresenta muitas sutilezas. Uma grande quantidade delas se expõe em códigos para faixas específicas de comportamento, tais como danceterias *fashion* que podem estar em portinholas nas vizinhanças da Champs Elysées, que a outros olhos mais parecem porta de entrega de compras de algum restaurante do que algo que agregue glamour, talvez sexo, drogas e quem sabe algum rock and roll. Noutra sutilidade, quantos flanam pelo Centre Pompidou e no máximo acham engraçada a desconcertante arquitetura. Outros ícones da existência parisiense podem até não ser compreendidos na totalidade, mas são desesperadamente visitados pelos clássicos turistas, em sua maioria marinheiros de primeira viagem. Mas a vida parisiense para parisienses existe, soma também tons sutis, porém de difícil visibilidade ao olhar do turista sedento pelos encantos formais ou não da capital francesa.

O parisiense lê às vezes recolhido em casa em um sábado em que o mundo foi à rua, adora bistrôs não entronados nos roteiros turísticos e tem sempre planos de se recolher no campo, quando no verão a cidade é abarrotada por quase toda a Ásia. Porém, na mais clássica de suas sutilezas, nos fazem crer que viveriam sem nós. Acho mesmo que viveriam sem nós, mas nem todos nós ficaríamos sem Paris, sem tentar se parecer um pouco com o parisiense e, depois de uma boa quantidade de visitas, administrar um olhar local, um pouco nativo, de uma próxima esquina sem novidade, de uma vontade repentina de um restaurante em Fontainebleau, ou quem sabe Auxerre, melhor ainda, uma esticada a Viena ou Budapeste. Alguns já abandonaram a vida de parisiense *full time* e agora são apenas residentes diurnos da Cidade Luz, e à tardezinha tomam o rumo de suas residências em cidades-dormitórios ao redor de Paris, cidades que conservam características tomadas da Paris de antes: embutidos artesanais, alguns queijos e *foie gras* em conserva também caseiros, perfumadas quiches... sim, as origens.

Temos ainda um tipo em extinção: o parisiense de "algema", aquele que pode até se sentir constrangido na modificação de seu hábitat mas mantém-se parisiense completo, lê todas as manhãs o jornal do dia no mesmo café, vai ao burburinho da rue Mouffetard com frequência e não dispensa a "atualização" nos museus. E mais, é sempre contra ou a favor, geralmente contra. Contra o quê? Tudo. Americanização, modificação nas leis da previdência, na moeda, na dieta.

Dieta: aqui o quesito carece de nuanças explicativas para permitir o entendimento. Parisiense não faz dieta, francês não faz dieta, e a palavra não apresenta sentido. Comer bem sempre foi e será a maior paixão do francês.

Jack Passeron é um desses parisienses "algemados", típico e obviamente raro, que nos seus 63 anos, em seus 1,66 metro e 82 quilos, nunca ouviu qualquer ordem ou proibição quanto a dieta, nunca desejou um alimento *light* ou *diet*, e na verdade tais palavras não poderiam ter vida longa em sua memória. Não são francesas. É, não foi simples para o "rapaz" aceitar seu diabetes e a necessidade de perder peso, aliás, não foi fácil nem difícil, ele simplesmente não aceitou.

Quando, passado algum tempo, subitamente abdicou de seus queijos e mel, verdadeiras manias gastronômicas diárias em sua vida, que em seus lanches despertavam as papilas de qualquer mortal, imaginaram tudo, até mesmo Alzheimer, mas o motivo era muito menos danoso que um alemão a importunar o cérebro de Monsieur Jack. Jack se dedicara repentinamente às dietas porque sua neta, a pequena Marie, nos seus 5 anos de idade, vinha ganhando peso de forma rápida nos últimos seis meses, e a mãe, alertada pela pediatra, passara a restringir frituras, doces, bolos, queijos e principalmente mel, que eram também uma verdadeira paixão para a linda Marie. E o vovô sentiu-se um pouco culpado com os incentivos gastronômicos diários que vinha fazendo à sua neta.

A rotina matinal de Monsieur Jack é inabalável. Por volta das 8 da manhã está em seu café favorito e único há uns quarenta anos, um misto de tabacaria e café na rue des Francs Bourgeois, no Marais, a algumas dezenas de metros da belíssima Place des Vosges. O proprietário, Hugo, é seu amigo, mas desde o colégio, por causa das divergências filosóficas, passam dias sem conversar, embora nunca fiquem sem se ver. Monsieur Jack não deixa de ir ao lugar em hipótese nenhuma. Quando estão em divergência política, Jack faz seu pedido ao funcionário ou ao filho de Hugo, que completa a brigada de três trabalhadores do café. Lê seu jornal diário, sorve seu café, degusta seu *croissant* e se deleita com uma generosa fatia de queijo, que faz questão de variar a cada dia. Isso é para atender ao seu orgulho, que é também de Hugo e da França, de que para cada dia do ano existe um queijo diferente. E mel, esse doce produto que é mesmo um vício na vida de Jack, uma verdadeira obsessão que já provocou brigas com o amigo Hugo por ousar invadir um de seus potes de mel de abelhas europeias.

Uma vez ao mês, Monsieur Jack vai a Vouvray, no vale do Loire, e traz embutidos e alguns queijos que seu irmão produz artesanalmente, além de outros tantos que amealha na medida em que vai passando por um ou outro negócio local pelo Loire. É de lá que traz parte do mel que consome, embora prefira os de Provence. Amante de vinho, quase fanaticamente só aceita os borgonhas, e a cada ano vai a Beaune abastecer sua adega. O metódico comilão mora sozinho no Marais desde a morte de sua esposa, há três anos, e quase tudo que compra está em Les Hales, na casa de sua filha, que é o destino diário de Jack após conversar, ou não, com seu amigo Hugo. Ali permanece até as 5 ou 6 horas da tarde, quando faz o caminho inverso. Nos fins de semana, adora os museus e se diz expert em artes, todas elas, mas prefere dissertar sobre os artistas do Renascimento, principalmente para sua neta Marie, a quem destina a maior parte de seus sentimentos e das guloseimas.

E foi por Marie que nosso amigo "imutável" mudou, pelo menos na casa da filha, onde não se veem mais guloseimas, embutidos, queijos e mel no lanche da tarde. Todos sofrem, também os pais da mocinha, que percebem o problema se agravar, pois agora a pequena Marie passa a apresentar um rostinho tão redondo que lembra uma lua cheia, nas costas, entre os ombros, ali abaixo da nuca, é possível perceber uma elevação que lembra uma giba. Estrias vermelhas na barriga, nas pernas e braços assustam a todos, incluindo Hugo, o dono do café, que quando garoto pensou em ser médico. Ao ouvir a história da neta do amigo Jack, referiu ter lido sobre aquela constelação de sinais clínicos em uma seção de saúde de alguma revista ou jornal, e orientou Jack a providenciar o retorno de Marie ao pediatra para relato das novidades.

Hugo estava certo. Marie possuía uma doença provocada por excesso de cortisol, a síndrome de Cushing. O hormônio é produzido pelas suprarrenais, glândulas que ficam em cima dos rins (são chamadas também de adrenais), e quando está em excesso provoca tudo que a pequena Marie estava apresentando: obesidade, inchaço difuso, rosto em forma de lua cheia, estrias por todo o corpo, entre outros tantos problemas.

As suprarrenais podem produzir o hormônio em excesso por um estímulo anormal vindo da hipófise, uma pequena glândula semelhante a um feijão que fica na base do cérebro e comanda a tireoide, os ovários e as suprarrenais. Um tumor na hipófise liberando em excesso a substância que estimula a produção do cortisol resulta no quadro clínico de Marie. Porém, a causa da doença da neta de Monsieur Jack era um pequeno tumor na própria suprarrenal, à direita, que produzia uma grande quantidade de cortisol. A fácil localização do tumor, sua retirada cirúrgica e o fato de o tumor ter características de pouca agressividade permitiram a cura total da mocinha, que alguns meses após a cirurgia estava bem perto de seu peso normal. Agora sem grandes restrições dietéticas, mas zelosa pelo avô, Marie passou a evitar os exageros.

O avô reduziu os exageros e, contente com a sobrevivência da neta, tornou-se mais complacente e menos arrogante, especialmente com Hugo, o ex-amigo dono de seu café favorito, agora conselheiro, quase médico nos assuntos relacionados ao seu diabetes. Sua obesidade já fora tratada pelo amor que nutre pela neta, já que agora possui quinze quilos a menos que no início dos transtornos. Ah! Hugo deixou por dois dias de atender Jack, que cismou de entornar mel aos montes sobre queijos muito gordurosos. Mas tudo rapidamente voltou ao normal. Agora Hugo escolhe o queijo e limita o mel. E Jack? Vai mais cedo para Les Hales. E Marie? Escolhe o queijo e limita o mel. E Jack?

Aceita.

Jeanne de Dijon

Quando criança nós alimentamos as possibilidades futuras, todas, na honesta desordem que a inocência permite: cantor, jogador de futebol, médico, engenheiro, motorista (e neste item cabe ser piloto de Fórmula 1 ou do ônibus da escola), presidente da República, farmacêutico e todas as outras honrosas profissões que se assentam mundo afora. Já ouvi de alguém que crescer é apagar cada uma dessas possibilidades do horizonte, uma a uma, até que o destino lhe entregue seu rótulo definitivo.

Mas algumas tarjas não nos agradarão nunca. "Gordinho" ou "gordinha" cabem nessa seara. O que há de carinhoso nisso? Não conheço um só gordinho contente com o apelido. A adolescência se aproxima e a alcunha só perde em importância para outras zombarias mais agressivas do tipo "Quatro-Olhos", aos que usam óculos, "Zarolho", aos estrábicos, ainda que para essa situação Deus tenha permitido conserto por meio da oftalmologia moderna, no mesmo carro celestial que trouxe à odontologia os conhecimentos que ajeitaram a vida dos famosos "Dentuços". Mas os "gordinhos" ficaram, e além disso tomaram de assalto as salas de aula, constituindo o lado de lá da beleza, quase um outro mundo.

Mas nem entre eles mesmos há consenso sobre a admissão de formas grandes como objetivo de vida. Habitualmente, quando pensam no sexo oposto, lá pela adolescência, é no bonitinho da outra série – magrinho –, na boneca da sala – magrinha –, e quem quer os gordinhos se nem mesmo eles se suportam? E o adjetivo continua lá, já tomando jeito de nome próprio. Os mocinhos até que se viram melhor com a adequação para "gorducho", mas, para as meninas, adolescer "gorducha" é para perder centenas de noites de sono.

Se as possibilidades são todas na infância, são únicas na adolescência, ou pelo menos nos parece assim. Jeanne de Dijon, aos 12 anos, sem que ninguém lhe dissesse nada, iniciava sua caminhada para o estrelato. Antes que a maioria dos outros, descobrira seu lócus definitivo de atuação: seria uma "deusa" das passarelas. Talvez o início não fosse tão simples. Precisava rapidamente adotar algumas mudanças, e a principal delas era trocar de nome. Não modificar o oficial Jeanne, que esse já tinha pendor às passarelas. O que precisava imediatamente ser eliminado era o tal nome já quase oficial de "gordinha". O pai, dono de uma *boulangerie*, mestre na feitura dos típicos pães de Dijon, os famosos *pain d'épices,* entendendo o apelo da sua princesinha, orientou a esposa a procurar ajuda médica.

Não é uma característica estrita dos médicos de Dijon, pois se vê tal conduta na maioria dos doutores da saúde pelo mundo, mas em um discurso pálido o doutor anotou a necessidade da troca de dieta, liberando-a para o seguimento com a nutricionista. Tudo feito com um desdém quase em uníssono com a maior parte dos procurados para avaliação de peso em crianças.

Jeanne de Dijon era diferente. Perseverante e determinada, observava que o tempo avançava e os caminhos ditados por sua nutricionista já havia dois anos não estavam evitando a quase oficialização de gorducha no seu prontuário escolar. Precisava de algo mais. O medo da permanência do peso era uma constante. Em casa, as provocações vinham de seus dois irmãos traquinas e sem idade para entender o mal que causavam a Jeanne, que corriam de um lado para o outro perseguidos por ela, que vociferava em soluços: "Não sou gorducha!".

Tomou conduta própria. A Rue de la Liberté, onde fica o estabelecimento comercial de seu pai, é a rua que passa em frente ao Palais de Ducs, este à esquerda, com a bela Place de la Libération à direita. Na mesma rua, mantendo a direção, em metros alcança-se a Place du Theatre. Findando a sequência, a rua continua na Rue Vaillant, que se encerra às portas da belíssima catedral de St-Michel, que além de um flamboyant gótico estarrecedor combina detalhes da Renascença.

E é nessa igreja que todos os dias após a escola, e após ver seu pai, Jeanne administrava seu credo com sutileza, solicitante apenas da manutenção do nome que seus pais haviam escolhido. O acordo com St-Michel era só esse. Sim, porque na petição divina em prol de sua futura profissão, a pequena Jeanne (e ainda muito gordinha), na mesma Rue Vaillant, mantinha acordos com St-Étienne, na igreja de mesmo nome. Mas a ansiedade entronada na mocinha de provável cunho genético derramava todos os hormônios do estresse na circulação da pequena, criando um estado de corrosão aguda de ideais que disparava o sensor da fome.

O sentimento de culpa após os exageros alimentares alojava-se camada por camada em seu cérebro. A luta não lhe parecia perdida, mas apresentava-se dura demais para uma princesa de coração alvejado, ou em uma explicação mais convencional, um coração estilhaçado pelo primeiro amor. Naquele momento, um sentimento platônico, pois não falaria a seu príncipe sobre o amor que nutria nem tampouco sobre o futuro brilhante que a aguardava nas passarelas, não com aquele *layout* abobadado.

Agora, em seus 14 anos, estranhamente compra todas as revistas de culinária e executa com esmero as mais complexas receitas, ditadas pelos *grands chefs*, deliciando convidados e familiares com pratos que poderiam fazer Paul Bocuse, Alain Ducasse e Bernard Loiseau (vivo à época) reverem seus conceitos na arte de cozinhar. Um show cada vez mais frequente, envaidecendo ainda mais o ego do orgulhoso pai. Paradoxalmente, a moça emagrecia. Como um balão se esvaziando, a menina encolhia nas medidas, e a princípio o indisfarçável primeiro amor assinava a autoria do milagre.

O tempo, detentor de todas as evidências, demonstraria que o milagre tomava forma de enigma. Jeanne era agora uma magra assombrada pelo medo de engordar, mas não desgrudava da cozinha e da elaboração de pratos requintadíssimos e saborosos. Não comia com os familiares, mas ia para seu quarto com um prato repleto de suas obras de arte. Todos os dias, passava horas se exercitando. Bela, com 1,73 metro e 50 quilos, era agora também esquelética. Assustava. Os exames não revelavam patologias. Talvez muitos exercícios! O que justificava tanta comida e tão pouco peso?

Jeanne já era cobiçada por descobridores de talento de Paris a Milão, e o moço que nem soube ter sido seu primeiro amor faz parte de um passado que, para a jovem agora com 15 anos, distava muito de seus novos tempos. De birra constante com os dois "ginetes", apelido que Jeanne impingiu aos dois irmãos desde sua passagem pela obesidade, há algum tempo fecha a porta do quarto para que não xeretem suas coisas quando não está em casa. A mãe até que compreendia que "ginetes", mais que uma denominação pejorativa, se aproximava muito da realidade que os capetinhas proporcionavam à magricela, com atitudes que beiravam a irracionalidade de um potro e não o perfil de cuidadosos irmãos. Naquela época, um com 8 e o outro com 9 anos, os dois haviam saído à rua onde moravam e ninguém sabe exatamente como foram encontrados horas depois em Gevrey-Chambertin, arrumando confusão com o filho do dono de uma Maison de Vin local. Com tais predicados astuciosos, não foi difícil para os dois descobrir como invadir o quarto da irmã e bisbilhotar sua intimidade juvenil, principalmente cedo, quando Jeanne ia para a escola e eles tinham o período inteiro para exercitar seus talentos.

Não precisou muito – de xeretas a arrombadores de porta da irmã mais velha, e daí a quase mártires, foi preciso uma só ausência mais prolongada de sua mãe. Quando a mãe retorna, lá estavam eles, de posse das duas últimas obras de arte da irmã, que, sem tempo para se desfazer dos dois últimos complexos pratos, embrulhara intactas suas lindas execuções. Com os heróis mirins expondo os pratos, já fora do plástico que vedava os alimentos e em meio a odores resultantes de comida em decomposição, a mãe encontra a resposta para todas as suas indagações. Jeanne na verdade não comia o que minuciosamente fazia na cozinha. A mocinha jogava tudo fora, e por isso emagrecia vertiginosamente. Jeanne evoluía com anorexia nervosa, distúrbio comportamental que faz com que a pessoa distorça a imagem que tem de si mesma, se achando gorda por mais magra que esteja.

O tratamento não foi simples. Aliás, para Jeanne nada era simples. Mas reinou absoluta pelas passarelas até o dia em que entendeu seu real talento para a moda. Criou sua própria grife e encanta também pela arte de negociar.

Ainda circula eventualmente pela Rue de la Liberté, pela Place de La Liberatión, libera a boca e se dá ao luxo de um Croque Monsieur, a versão francesa para o nosso misto-quente, e vez por outra toma um refrigerante enquanto caminha até as igrejas de St-Étienne e St-Michel. Credo é credo.

Saulieu por testemunha

Saulieu, uma cidadezinha francesa de 3 mil habitantes, foi templo da gastronomia da década de 1930 à de 1960, quando por lá estava o *chef* Alexandre Dumaine, que cedeu páginas belíssimas à alta cozinha borgonhesa. Mais recentemente a genialidade de Bernard Loiseau* fez mais que conquistar as cobiçadíssimas três estrelas do *Guia Michelin*. Posicionou seu restaurante em um patamar tão extraordinário que não existe pelo mundo nenhum *gourmet* que não sonhe sentar-se a uma das mesas de seu restaurante, o Côte d'Or.

A artista plástica Lucienne nutre verdadeira paixão pela cozinha do Côte d'Or. Apreciadora da alta gastronomia e com paladar apuradíssimo para vinhos, é figura constante em todos os restaurantes excepcionais da França, mas o triestrelado de Saulieu é seu porto seguro. Já conhece o Côte d'Or desde a infância, pois o pai sempre militou na arte de percorrer o mundo da alta culinária, não poupando esforços ou gastos, mantendo ainda o cuidado de catequizar seu casal de filhos, Lucienne e George. Ela, linda e de corpo escultural, casou-se aos 22 anos com o advogado Édouard, com o qual travou a primeira pequena confusão matrimonial logo após a lua de mel na costa amalfitana, não aceitando retorno a Paris sem duas noites

*Bernard Loiseau foi um dos maiores chefs franceses de todos os tempos, um verdadeiro mito, colocando a pequena cidade de Saulieu no roteiro de qualquer amante das cozinhas excepcionais.

no Relais & Châteaux Bernard Loiseau, já sem Bernard Loiseau, que havia se suicidado havia poucos meses, mas já contando com Patrick Bertron no início da dura missão de substituir o mito no restaurante do hotel, o Côte d'Or.

Lucienne disse em tom de profecia: "Nenhuma grande mudança em minha vida ocorrerá sem Saulieu testemunhar!". O apaixonado marido acatou.

Os anos se sucederam e duas filhas passaram a fazer parte de sua vida, sendo que os cuidados com a balança, que nunca estivera em seu pensamento, se estabeleciam como a realidade dura que o destino havia preparado para a bela Lucienne. Para ser correto, faz-se necessário dizer que Lucienne não era mais tão bela, e se o rosto mantinha a graciosidade dos bons tempos, as bochechas mais cheias e os olhos castanhos parecendo embutidos em pequenas almofadas de gordura, associados a um corpo que já não permitia disfarces de vestidos largos, denunciavam o inegável: estava desinteressante e gorda. Talvez a angústia inicial dessa nova situação tenha paradoxalmente impulsionado a *gourmet* a uma maior frequência aos restaurantes, especialmente o Côte d'Or.

Havia aumentado 16 quilos desde a decisão do casamento, e com o peso alcançado de 72 quilos não estabelecia nenhum exagero matemático, com seu 1,59 metro. Mas a bela parisiense que vivera os primeiros 22 anos da vida na Ille de St-Louis, desfilando seu charme pelas Rives Gauche e Droite, estava redesenhada, e não para melhor. Contando contra Lucienne estava justamente a matemática, pois os médicos expunham tabelas sobre a mesa que obrigavam a moça a engolir a ideia de que estava tudo perfeitamente correto.

Não se desprendeu da alta cozinha, mas tentava grelhados e verduras, com pouco vinho e pelo menos uma hora de atividade física diária. Pouca melhora. Saulieu a via com muito menor frequência, e nada mudou. Tentou compostos naturais de emagrecimento, sem resposta.

Para muitos, foi determinação, para outros, era o resultado de remédios. Questionou-se crise no casamento, e poderia ser mesmo qualquer uma dessas possibilidades. Porém, em seu quartel-general gastronômico, em Saulieu, muito se estranhava a voracidade alimentar de Lucienne, com preâmbulos, pratos principais, sobremesas e tábua de queijos, inicialmente para acompanhar os vinhos, depois para acompanhar figos secos que botam mesmo qualquer mortal à prova. Pouco diferente dos tempos de magricela. Quase nada diferente, exceto que Lucienne, antes de terminar a refeição, retirava-se até o quarto, retornando em no máximo dez minutos para dominar a sobremesa, seguida dos queijos e dos pecaminosos figos secos, que eram consumidos aos delírios pela gourmet.

Aceitemos, algo havia de novo na vida de Lucienne, algo que ela segredava a seus botões e nem mesmo ao homem com quem dormia e ouvia seus mais íntimos desejos foi permitido o conhecimento de tal sigilo. Porém, como o coração tem razões que a própria razão desconhece, Édouard espreitava o tempo inteiro sua amada, mas o bom homem raramente nos dias de semana conseguia almoçar ou jantar em casa, não tendo uma leitura muito precisa do inventário alimentar da esposa.

Restavam ao advogado o frequente convívio com a esposa em estrelados restaurantes. O moço imaginava que a resposta residisse naqueles instantes de fuga da esposa, já no crepúsculo da refeição, enquanto ele se via amarrado às duas filhas de 2 e 3 anos recém-iniciadas na arte de andar.

Precisou de Saulieu. Conhecido e "da casa", conseguiu antecipadamente a cópia da chave do quarto que os hospedava no hotel. Édouard cronometrou os segundos que a esposa gastaria até o quarto e, com o auxílio da brigada do restaurante que assumiu rapidamente a guarda das meninas, palpitante invadiu o quarto em busca da resposta. Não havia uma só resposta, eram várias em um só ato. Lucienne vomitava copiosamente e vorazmente insistia com os dedos em provocar mais vômitos. Ao perceber o flagrante, a moça em prantos confessou em discurso de culpa: "Não sei por que não consegui caminho diferente. Não entendo por que não lhe pedi ajuda, mas não entendo também por que me deixei ser flagrada justamente aqui, em Saulieu".

Meses depois, com a paciente em seguimento com um médico que fez mais que expor tabelas e verdades exatas para ele e não para ela, Lucienne emagreceu e a bulimia ficou para trás. Sentindo-se segura e amparada, a esposa de Édouard o abraça e anota: "Como já lhe disse uma vez, meu amor: nenhuma grande mudança em minha vida ocorrerá sem Saulieu testemunhar!". O marido apaixonado acatou. Para sempre.

Visite nosso site e conheça estes e outros lançamentos
www.matrixeditora.com.br

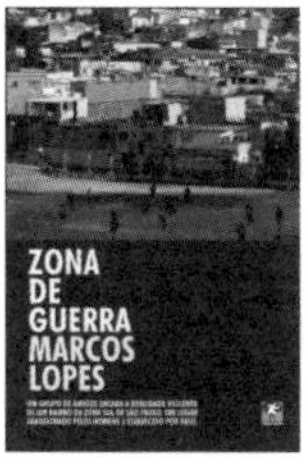

Zona de Guerra
Autor: Marcos Lopes
Meados dos anos 1990. Nessa época, o Parque Santo Antônio era considerado o bairro mais violento da zona sul de São Paulo. É nesse cenário de pobreza, morte e abandono que um grupo de amigos vai crescer. Muitos ficarão pelo caminho, mortos por aqueles com quem conviveram, pela polícia, pelos reveses da vida. Ficção baseada na própria experiência do autor, Marcos Lopes, que militou no crime e conseguiu romper barreiras para se tornar um escritor, *Zona de Guerra* é o grito de uma sociedade excluída. É a voz das ruas da favela. Um Brasil que o Brasil aos poucos vai conhecendo.

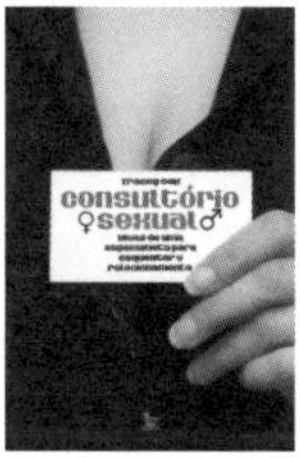

Consultório Sexual
Autora: Tracey Cox
A autora deste livro ficou conhecida no Brasil pelo *reality show* sobre sexo e relacionamento *Os Inspetores do Sexo*. Tracey Cox mostra aqui, de uma maneira inteligente, clara e bem-humorada, seus conselhos de especialista, que abrangem de questões tradicionais até as dúvidas mais inusitadas. *Consultório Sexual* tira suas dúvidas e deixa você pronto para ter uma vida sexual muito melhor.

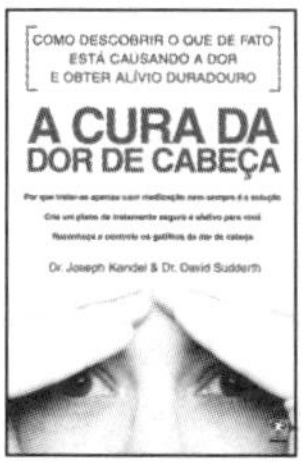

A Cura da Dor de Cabeça
Autores: Dr. Joseph Kandel e Dr. David Sudderth
Se você é uma dentre os milhões de pessoas que sofrem com fortes dores de cabeça ou enxaquecas crônicas, *A Cura da Dor de Cabeça* pode mudar sua vida. O livro ensina que a chave para um alívio seguro e duradouro está em identificar, primeiro, o tipo de dor da qual você sofre, de modo a encontrar o tratamento correto.

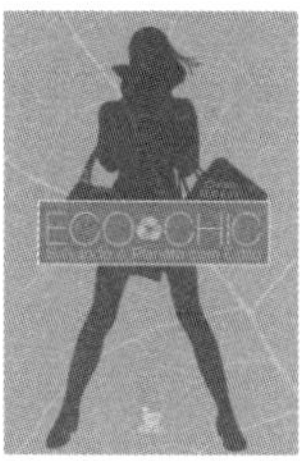

Eco Chic: salvando o mundo com estilo
Autora: Christie Matheson
Adotar um estilo de vida eco chic significa: ser dona de um guarda-roupa matador; sentir-se maravilhosa; comer e beber do bom e do melhor; e sentir-se mais conectada aos seus amigos, familiares e à natureza. Algumas dicas eco chics para você fazer a diferença: coloque pequenas compras na bolsa em vez de usar as sacolas; retire da tomada o carregador de bateria do celular quando não estiver em uso; prefira cashmere a lã acrílica; limite seu consumo de embalagens plásticas; compre apenas aquilo de que necessita. Ou seja, não é preciso radicalizar para ser eco chic, e você ainda ajuda a salvar o planeta.

ideia e ação